U0017123

麻醉醫師靈魂所在的地方

在悲傷與死亡的面前，我們如何說愛？

主動脈——著

目次
contents

秋

目次 contents

推薦序

我所認識的主動脈

戴正德
中山醫學大學醫學倫理/醫學人文講座教授
國際臨床生命醫學倫理學會前理事長
國際醫學倫理獎，（Fritz Jahr Award）二〇一九年得主

主動脈醫師是我一九九七年從加拿大回國任教之後，首批認識的學生之一。那時他大概是醫學系三年級的學生，他們那一班的同學，有些人會在下完課後偶爾到我的住處，繼續探討在課堂上未竟的議題，也會對時事及人性的疑惑、醫療上的困境等等，天南地北，無所不談。

從學生時代開始，我就感覺主動脈醫師未來必定是一位深富同理心，且以病人病痛爲懷的好醫師。在他學習的最後一、二年，偶爾會與他的同班同學兼好友、目前是腦神經外科的王醫師，約我到一起到台中的國軍英雄館吃晚飯。

我問他們以後想走哪類專科？當然那時他們對未來的方向還不清楚。可是他當時就告訴我：「一位醫師的職責，不就是要減輕病人的痛苦，醫治病人的病痛嗎？」畢業後，他選擇了麻醉科的路線，這一科的主要任務便是減輕病人開刀所受之苦，他也在行

醫之餘，關懷偏鄉弱勢，因此我對這位很有愛心的學生滿懷期待。

當年我回台灣時，台灣的醫學教育尚未強調所謂的醫學人文，旅居國外的多年經驗讓我確信，在醫學教育當中，絕對不能沒有人文思考，因此我一直盡力推動醫學人文的落實。黃崑巖教授當時接任台灣醫學教育委員會主委，他剛好對醫學人文也感同深受，特別敦聘對醫學人文有相同認知與期待的賴其萬教授擔任執行祕書，我也被任命爲通識教育組的召集人。在大家的齊心提倡下，把醫學人文帶入台灣的醫學教育，而主動脈醫師對人性的關懷，就是醫學人文教育成功的最佳見證。

一位醫師如果沒有愛心、缺乏同理心，就不會感受到病人的苦難，也會對病人的期待視若無睹。目前台灣的醫學教育已經把醫學人文列入醫學教育中，是非常重要的一部分。當學生進到醫學院的時候，一、二年級就開始醫學人文課程的介紹與研讀；三、四年級學習基礎醫學；五、六年級學習臨床醫學。醫學人文的重要性，是在培養學生將來成爲醫師之後，必須能體恤病人所受的痛苦，並以對病人感同身受的心情來幫助病人。

目前在台灣，不只醫學院強調醫學人文，其他領域也同樣重視人文精神的可貴。可是什麼叫做人文的精神？在醫學臨床上，醫學人文指的到底又是什麼呢？

人文精神其實就是作爲一個人所應該具備的基本情懷。今天的科技雖然非常進步，卻無法解決人類內心的孤單及徬徨。醫學的進步可以醫治很多病痛，但是人們內在的恐懼與不安，卻沒有辦法用醫學科技來解決。醫學人文就是要彌補實證醫學的不足，讓醫師也能夠去感受病人所面臨的苦痛，因此，我把醫學人文定義爲醫師在醫療情境中，所能具備的一種感動與被感動的能力。醫師如果不能使病人感動，讓病人感受到他眞的很關心我，醫師自己也不能被他人所感動，對人間事漠不關心（indifference），他即使醫術再高明，也只不過是一位醫匠而已。就像會修理汽車、換零件的汽車師傅，對人體故障的問題是無感的。

主動脈醫師《麻醉醫師靈魂所在的地方：在悲傷與死亡的面前，我們如何說愛？》一書中，每一篇文章都富涵很深的感情。在〈原諒〉中，體現出他自省的能力；在〈生命之樹〉中，他以同理心問了一個鮮少人會想到的問題「靈魂會痛嗎？」在〈同情〉裡，他用同理心描述幫助病人減輕疼痛的心境；在〈不用一個愛字說愛〉中，他敘述父子情……。主動脈醫師的文章，充滿著許多令人感動的故事，以及對人性的深度思索，這本書値得每位醫護人員細細閱讀，也是一本忠於醫學人文的寫實紀錄。我對能有這樣的學生感到無比驕傲。我鄭重推薦這本書。

有時候會有人這樣形容，麻醉醫師的工作跟機師有點像。機師的工作是將旅客安全地送到下一個目的地，麻醉醫師則是將病人安全地護送到未來。

飛機的起飛、高空駕駛、降落，就跟麻醉誘導、術中維持、麻醉甦醒有異曲同工之妙。機師操作飛行器，各種電子螢幕告訴他各種資訊，讓機師判斷如何安全地將飛行器飛到另一個地方；麻醉醫師則是利用各種生理監測器，告訴我們病人目前的生理狀況，讓我們協助病人安全地度過手術帶來的破壞及疼痛。

當時我還是年輕的主治醫師，有一次帶住院醫師一起做心臟手術。當天的病人因爲主動脈瓣嚴重逆流，預計接受主動脈瓣置換手術。主動脈瓣逆流手術在麻醉時，最易被疏忽的地方在於動脈導管所呈現的血壓不是那麼準確。

血壓分成收縮壓跟舒張壓，一般的病人我們比較在乎病人的收縮壓，因爲收縮壓只

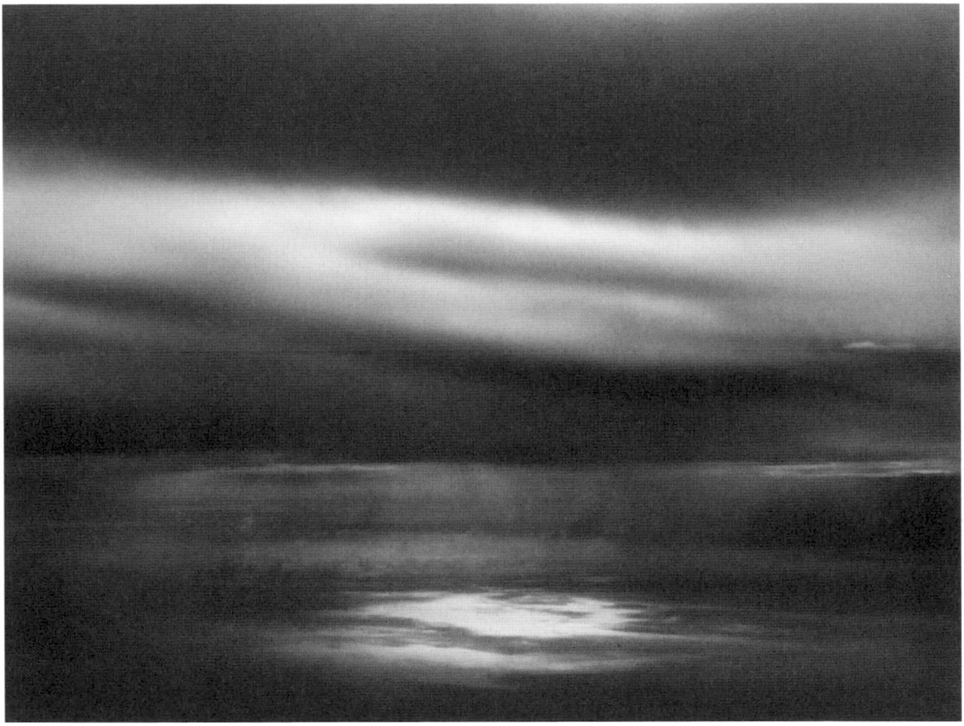

要夠高，舒張壓都不會太低。舒張壓代表的是心臟冠狀動脈灌流的壓力，假如太低的話，心臟會因缺氧而導致心肌細胞受傷。

但是主動脈逆流的病人，動脈導管呈現的收縮壓會因爲管路共振的關係，往往會高估病人的收縮壓，舒張壓則會降得非常低，導致心臟灌流不足。因爲血壓測不準的關係，這樣的病人麻醉之後，動脈導管的血壓要維持得比平常看到的還要高，才能維持足夠的心臟灌流。

在台灣，一名麻醉醫師要同時麻醉四個病人，所以完成麻醉誘導之後，我交代了住院醫師該注意的事項之後，就離開去別的房間幫病人麻醉。等到我忙完其他病人，回去卻發現病人的收縮壓只剩九十幾，這樣的血壓對一般的病人是足夠的，但是對主動脈逆流的病人來說，已經太低了。我趕快叫住院醫師提高病人的血壓，但是爲時已晚。

血壓一路往下掉，我打了很多強心劑，怎麼樣都拉不起來。心臟灌流的壓力一旦不夠，心肌細胞會開始缺氧受傷，受傷的心臟更打不出血液，心臟會因而越來越脹。脹大的心臟，心室內的壓力會越來越高，反過來又壓迫心臟的血管，導致血液的灌流更差，一整個落入惡性循環，最後導致心臟衰竭。

因爲血壓拉不起來，我們只好緊急走體外循環，在這種狀況下，要緊急走體外循環你知道有多難？主動脈導管穿刺、靜脈引流管置入、在第一時間夾住主動脈、同時剪開主動脈、找到冠狀動脈、灌入心肌保護液、讓心臟停止、同時降溫保護心臟，動作要非常俐落細膩，才有可能完成全部程序。手腳不夠快的話，病人的心臟會腫脹得更厲害，受傷更嚴重……。剛好執刀的手術醫師也是年輕的主治醫師，心臟在停止之前，我親眼看著那顆心臟脹得更大，又掙扎地跳了兩下。

手術結束後，心臟沒有再度跳動，我們放了主動脈氣球幫浦，希望能幫助病人的心臟跳動。一個星期之後，病人還是因爲心臟衰竭而死亡。而我自己知道，病人的病情並沒有嚴重到會死亡，假如我沒有離開那個房間，去別的房間做麻醉誘導，或者我手腳夠快，提早十分鐘回去，說不定他就不會死。他大概少活了十年。假如你知道這位病人的病情沒有嚴重到致死，但是他卻沒能挺過來，往後的人生，我該怎麼面對自己？這件事情成爲我內心深處的一個負擔與祕密。

隨著時間過去，我心底的祕密越來越多。每隔幾年，我就會失去一個病人。那時候我值大夜班，有一位病人因爲腸阻塞來開刀，腸阻塞最可怕的地方，在於病人在麻醉前後可能會嘔吐。嘔吐物如果嗆入呼吸道，會併發吸入性肺炎，嚴重的話，甚至有可能會死亡。

爲了保護病人的呼吸道，爲這種病人麻醉的最安全做法，就是清醒插管，意思就是先幫病人放好氣管內管後，再讓病人睡著。但是清醒插管非常痛苦，我們很少這樣做，折衷的辦法是快速插管，讓病人睡著，在最短的時間內建立氣管內管，我決定採取後者。

當我打了麻醉藥，挑起病人喉頭那一瞬間，食道也被我打開。我只看到食道開口處湧出大量的液體，淹沒整個呼吸道，不管我怎麼抽吸都來不及。

手術到一半，病人的血氧就開始往下掉，這吸入性肺炎來得又快又急。手術結束後，病人併發急性肺水腫呼吸窘迫症候群，其實到這個地步時，我們都還是有機會可以救他，只要使用葉克膜，就還有機會。但是當時在整個花東地區兩、三百公里範圍內，只有兩台葉克膜，而且剛好都在使用中。一個星期後，終於等到葉克膜，病人也剛好因爲多重器官衰竭而死亡。

手術成功，但是病人最後卻死了，這結果實在是蠢到令人難以接受。其實我只要幫他清醒插管，或是我動作再快三秒，他可能就不會死。他大概少活了二十年。

我們剛開始做活體肝臟移植的時候，也付出過慘痛的代價。那時候一台手術大概要做二十個小時，病人失血幾萬毫升是常有的事。

那時候剛過午夜零時，手術已經快要結束，我已經疲憊異常。病人因為失血過多，心跳越來越快。當時我已經注意到，病人的心電圖Q波跟T波間，距離越來越長。

QT波間距越來越長，最後會發生R波打在T波上（R on T）*，導致致命性的心律不整。這種心律不整，可能跟低血鎂有關。這種併發症少之又少，只有在書本上讀過，我從醫生涯以來，從來沒有親眼看過。而且真正要精確地測量QT波的長度，要做十二導程的心電圖，最後還要開根號，除以一個數字來做心跳速度矯正，開刀的時候要這樣做，實在不易，而且手術已經要結束了，也就也沒有放在心上。

沒想到就在手術結束的時候，竟然真的發生致命性心律不整。我們幫病人電擊，並施予心肺復甦術，大概只花了三十秒，就把病人救回來了。但是一個星期後，病人仍然因為移植的肝臟太小、功能不佳而死亡。移植的肝臟功能不好，可能有很多原因，其實沒有人能確定真正的原因是什麼，但是多少也可能跟心律不整導致缺血壞死有關。我好像欠了這位病人一條人命，而我記得她有一個女兒。我去術前訪視的時候，見過她女兒。我欠她女兒一個完整的家，一個完整的人生。

我後來發現，我越欠越多。假如人生可以交換的話，我願意用餘生去換他們回來，把我欠的償還給他們。假如今生不夠還的話，那我就預支來世的壽命還給他們。假如還不夠的話，就再下一世，這樣我的心就會好過一點，但是苦的是，人生並不能交換。

每隔一陣子，我就會把這些病人從頭到尾想過一遍。這些死在我手裡的病人，關於他們怎麼死的，發生了什麼事，我沒有一個忘記。然後我會再想曾經幫助過的病人。我必須反向說服自己，其實自己幫助過很多病人。假如不是我，很多病人早就死了，好像做了一件好事，就可以抵消做了一件壞事所帶來的罪惡，這樣我也會好過一點。但是關於那些我救活的病人，我怎麼努力地想，就是沒有一個記得，就好像電影裡的台詞，幸福從來都不是故事，悲傷才是，悲傷的故事，從來不會忘記。

這個世界其實非常殘忍，《國家地理頻道》曾經對飛行安全做過一系列的影片，描述這個殘忍的規則。「飛行安全要能進步，有賴飛安事故的發生。」從檢討飛安事故的發生，才能建立標準的作業流程，避免下一次事故再次發生。同樣的道理，病人安全要能提升，醫師的經驗要能成熟，必須要有病安事件的發生，因爲發生了這些併發症，我們才能徹底檢討，從中學習經驗，明天才有機會成爲更好的醫師。病人安全，必須要有

編註

*心電圖包含下述幾種波型：P波，代表心房去極化；QRS複合波代表心室去極化，也就是心室收縮；T波代表心室再極化。這三個波是依序出現，假如R波打在T波上，會造成致命性的心律不整。

人流血付出代價，只是這些代價往往都超過病人、還有醫者自身的負荷。

既然飛行跟痲醉那麼類似，那你們知道機師跟痲醉醫師最大的差別在哪裡嗎？最大的差別在於每一次的飛安事故裡，機師爲了拯救乘客，幾乎都是以身殉命，他也以生命付出了代價，所以沒有人會苛責他們。但是痲醉醫師在一次次的病安事故裡，卻必須獨自活下來，在往後餘生的時間裡，接受自己心的折磨，直到有一天自己也面臨了死亡，我才能眞正得到自由。

春

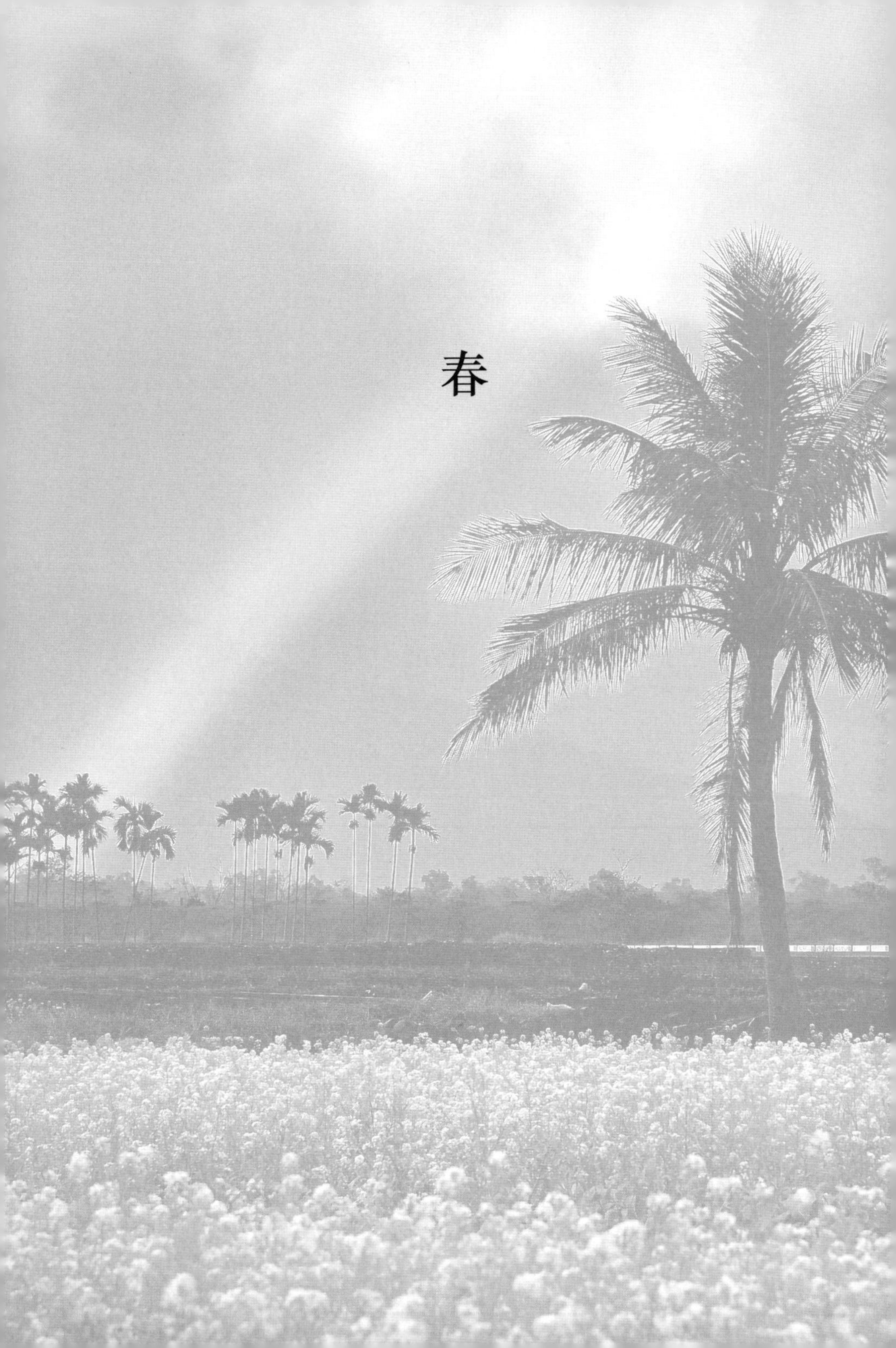

櫻花樹下的約定

幾年前因緣際會，我得到一個機會前往京都府立醫科大學疼痛緩和醫療學科學習，在當時的細川豐史教授的教導下，學習癌症疼痛及下背痛的介入性疼痛治療。我在那裡度過了秋天、冬天及春天，看過了京都最美的風景。要回台灣前的最後一天，我到醫院跟老師辭行，老師送了我一本書，上面有他的簽名，他跟我說的最後一句話是：「作一名好的疼痛科醫師。」

懇切的叮嚀，像是父親對一個遠行孩子的殷殷祝福。

之後我在東部的花蓮行醫，過了兩年之後，我回京都探望老師，我們在一家非常高檔的日本料理餐廳吃飯，裡面的服務生是穿著和服的可愛女孩，模樣讓人看了就想戀愛。老師知道我對穿和服的女子沒有抵抗力，便開玩笑地說，等我當上教授的時候，他會請兩名藝妓來表演，以茲慶祝。

但是我生性疏懶，對於寫論文研究、升等，或是當上教授實在沒有興趣，我決定走另一條路，選擇了下鄉，把他教導我的疼痛治療，帶到最偏遠、最沒有醫師要去的所在。

幾年後，我開始在網路上寫日記，這些記事無關乎醫學論文，寫了也沒有學分，只是我跟病人互動，以及對抗疼痛的故事。

後來這些日記被出版成冊，雖然這本書是用中文寫成的，我日本的老師也完全看不懂，但是在書籍出版這一天，我又回到京都，在櫻花樹下將這本書回獻給老師，那一天京都下著雨，櫻正吹雪。

我有時候會很想問他，雖然我沒有符合他的期待，成爲某間大學的教授，卻是選擇與他不一樣的道路，這樣我算夠好嗎？「我是否符合您心目中，一位好疼痛科醫師的條件呢？」

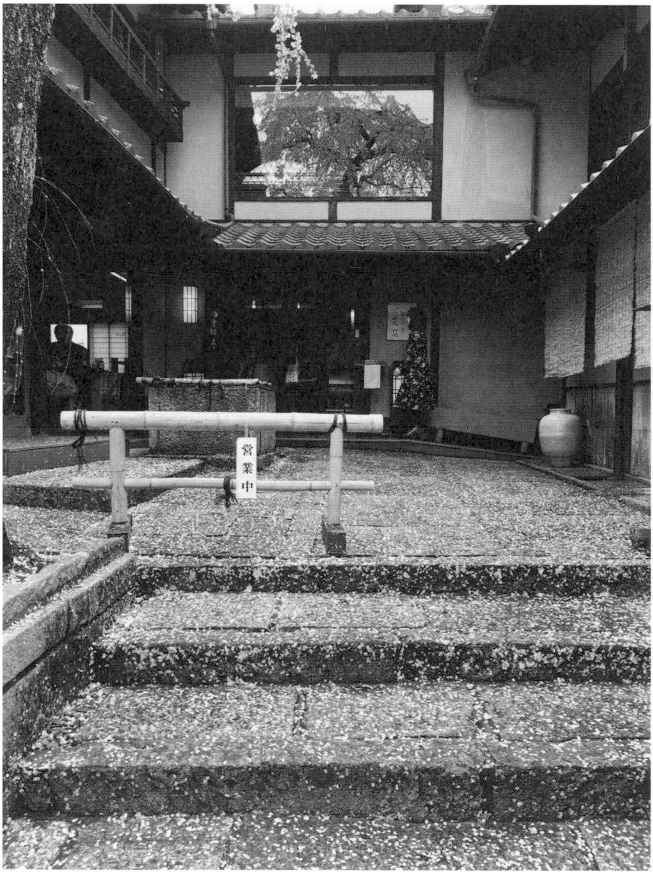
營業中

紅葉，延平鄉一個恬靜的原住民部落，由小鎮醫院往南走去，在大約二十公里路程處，有一岔路右轉，沿鹿野溪前行，首先會經過紅葉橋，紅葉橋旁有一座紅葉溫泉公園，裡頭有露天浴池、戲水池、涼亭、步道等等，可惜於八八風災時被風雨摧毀。若從此地下切到鹿野溪河床，溯溪而行約數百公尺，便可見到村民引溪水與溫泉水、並用石塊堆砌而成的露天溫泉浴池。八八風災後此地遊人稀少，反而成爲泡湯祕境。

過了紅葉溫泉後若繼續前行，會遇到V字形岔路，越往左走越往山裡頭去，路的盡頭有座巨大的攔砂壩，此地居高臨下，一邊是山，一邊是懸崖。

在這裡可以眺望鹿野溪水滾滾往東流去，蒼茫壯闊，有時我需要清靜一下，便會驅車來到這裡。此地地處偏遠，人煙罕至，手機毫無通訊，是一整個被世界遺忘的角落。

若從岔路往右去，便是紅葉部落，紅葉少棒的發源地，現今則建有紅葉少棒紀念館。紀念館的周圍有一整片楓葉林，冬季楓紅時，此地多雨，水氣豐沛，因而雲霧繚繞，點點紅葉及山嵐讓整個部落顯得更加靜謐、美麗，猶若上帝在人間建立的天堂。

無線電傳來，從紅葉部落要送來一名患者，年約三十三歲，到院前已經死亡。我看到他從救護車的擔架上被推下來的時候，自動心肺復甦機正架在他的胸口，一起一伏地壓胸。這個動作大概導致他的胸內及腹壓改變。隨著機器起伏，病患的口鼻不斷湧出咖啡色液體。我嘗試幫病人插管、建立呼吸道、給予通氣，並避免患者被這些咖啡色液體嗆傷，導致吸入性肺炎。可是我發現他的嘴巴已經僵硬，完全無法打開，胸口有一些紫斑，看起來像是屍斑，甚至我懷疑從口鼻湧出的液體不是胃液，應該是屍水吧？

我判斷他已經死亡很久了，至少有好幾個小時以上，我決定放棄急救。為了避免自己誤判，放棄得太早，我有時候會詢問救護人員第一現場的狀況，他說患者昨天晚上跟家屬吵架，六點多出門之後就沒有回家。早上女兒出門去尋找，結果發現爸爸躺在河床上。

他們開著救護車到達河床，發現患者是在河的另一邊，當時已經有一個路人在幫患者做心肺復甦術，但是救護車沒辦法度過河床，所以他們又換了另一輛卡車渡河，才能

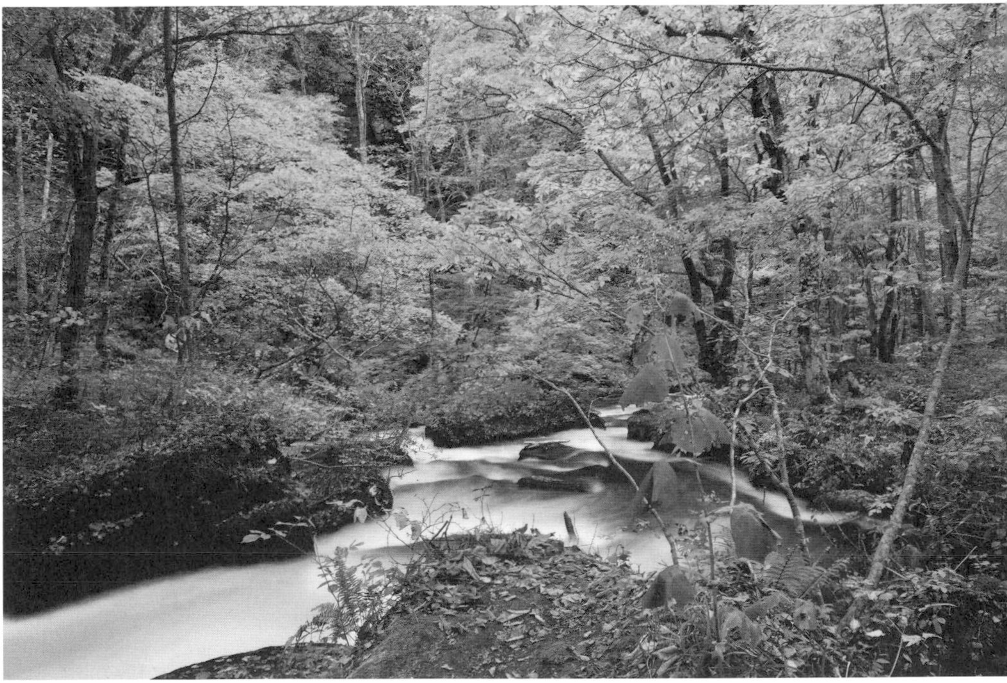

接手做心肺復甦。因爲沒辦法打開病人的嘴巴，喉頭罩也放不進去，嘗試扣呼吸面罩給病人氧氣也扣不進去，一路折騰，等到抵達醫院時，已經超過三十分鐘。

三十分鐘……就算他被發現時只是剛剛倒下，歷經這三十分鐘的缺氧，也已經失去黃金治療時間了。我確定我已經沒有辦法帶他回來了。我出去跟家屬解釋，請他們放棄急救，若他們堅持要急救，我甚至必須幫病患做氣切，但是那只是徒增大家的痛苦而已。

家屬是一名年輕女性，她坐在椅子上，早已經哭花了臉，在其他家屬的攙扶下，才有力氣站起來。我發現她赤著腳，沒有穿鞋子，可以想見她出門時是多麼慌忙？今天天氣還蠻冷的，這時候光腳踩在醫院冰冷的地板上，是什麼樣的感覺？雙腳會感到冰冷嗎？還是心會更冷？

她嘗試要拉開急救區的圍簾，看她丈夫最後一面。護理人員輕輕地拉住她，阻止她進去，說：「讓我們幫他整理一下，妳再進去……。」經過急救往生的病患，一般都不太好看。

她不顧我們阻止，依然執意進去急救區陪伴丈夫，圍簾裡傳出隱隱的啜泣聲。我腦海裡開始浮出各種畫面：病患是怎麼死的？他才三十三歲，正值壯年，他是自殺嗎？還是生氣後喝多了酒，溺死在河床上？天氣很冷，還是酒醉後失溫？是去泡溫泉嗎？不然怎麼會晚上還去河床？泡完溫泉，起身時冷熱變化太大，發生心血管意外嗎？這一切都已經沒有答案了，答案或許也不重要了，我唯一確定的是，他才三十三歲。那他的女兒也沒幾歲吧？要一個孩子第一時間發現父親已經死亡，會不會太殘忍了一點？

我知道人生很苦，有時候必須一個人清靜一下，才能逃離，才能度過這些人生的苦，但是假如你知道當你一負氣轉身，就是一輩子，那你還會轉身離去嗎？

轉頭

家裡民宿旁邊有兩分農地，種了一些香蕉、芭樂等果樹。假日的時候我就在田裡打打草，施肥澆水，做做簡單的農事。大概我這個年紀的年輕人多不喜歡農事，加上我還有一個醫師的身分，村裡的人經過，看到我在田裡工作，大概出於好奇心使然，總是會停下來跟我聊上兩句，打聲招呼。

一位鄰居是八十多歲阿公，他經過的時候總是騎著一台帥氣的打檔機車，還說我芭樂樹顧得很好，聽起來心中總是有些慚愧。這些村民一生都在從事農作，到了七、八十歲都還是像鋼鐵一樣健朗，講起話來聲如洪鐘，精神矍鑠。他那台帥氣的打檔機車我都還不會騎，偶爾曬一下太陽還時常感到暈厥。

芭樂樹長得枝葉繁茂卻不太會結果，大概是沒有疏葉，葉子搶走了太多養分。或許是想要吃到健康有機的芭樂，所以阿公不用農藥，結果夏天常遭粉蝨蟲肆虐，卻只能束

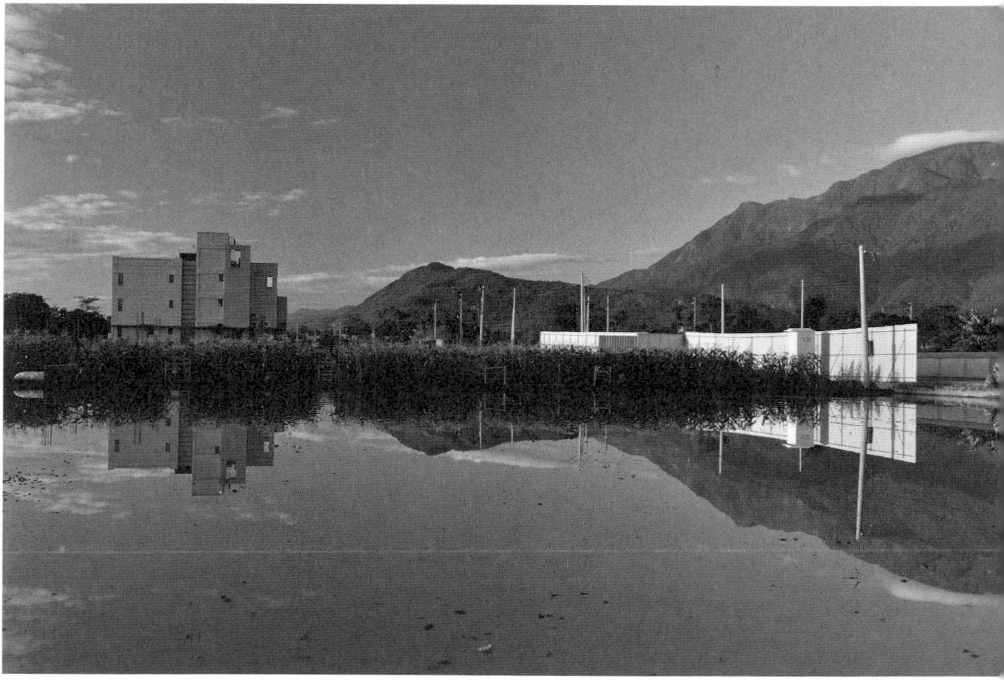

手無策，果實常常掉落在地上。我常常想，他所謂我把芭樂顧得很好，不是以一個專業農夫的標準來看待，而是以一個醫師的標準來看，還能把果樹養成這樣已經算不錯了。

我收到一張會診單，病人是一名六十多歲的婦女，大腸癌手術後局部復發，腫瘤大概壓迫到附近的神經，並侵犯了尾骶骨。病人覺得排便的時候，會感到肛門口周圍劇烈的疼痛，同時因爲腫瘤壓迫腸道的關係，她合併嚴重的便祕，每次排便都是一點點，因而一天要排便好幾次，是故一直處在疼痛之中。

外科醫師說她已經拒絕所有的治療了，既不接受化療，也不接受大腸造口手術。只要接受大腸造口手術，讓糞便繞道不用經由肛門口排出，或許疼痛可以些許緩解。不接受化療更是一件非常可惜的事。近幾年來，因爲化療藥物的進步，大腸癌就算復發，只要熬得過化療藥物的副作用，病患仍然可以存活相當長的一段時間，我有一個病人在癌症復發之後，還多活了五年之久。

拒絕接受任何治療，反而讓止痛這件事變得更加重要，因爲一般癌末患者，他們之所以不再接受治療，一心想死，想要早點離開的理由，其中一個最重要的原因，就是因爲疼痛難以忍受，因此視死亡爲一種解脫。只要能夠止痛，這樣的病人或許就會改變心意，接受化療，爭取更多的時間，好好跟家人告別，完成這一生未竟的心願。

我來到床邊看她，跟她介紹說我是某某醫師，沒想到她露出一副我倆早已熟識的表情。她問我是不是住在舊村，那個家裡開民宿的醫師？她是我的鄰居，就住在離我們家過去一、兩百公尺處。那位常停下來跟我說話的阿公，就是她的爸爸。

我開始跟她解釋我們要幫她做的介入性治療，經由尾骨跟骶骨間的縫隙，打入純酒精，酒精會讓支配下直腸肛門附近的神經脫水，造成神經細胞死亡，死亡的細胞無法再傳遞神經衝動，因而達到止痛的目的。

她突然間問我幾歲，她說她的孩子大概跟我一樣年紀，也跟我一樣有成就，有著很好的事業……說著說著，她的語調開始哽咽，眼角泛著淚光，大概就是心有不甘，還有捨不得吧！不甘心自己才六十多歲，孩子又那麼有成就，才是一個剛要退休享清福，看孩子成家立業，含飴弄孫的年紀，捨不得家裡還有一個八十多歲的父親，還沒來得及孝順，現在卻自己要先走，讓他飽嘗白髮人送黑髮人的悲哀。

我沒有讓她講下去，順勢岔開了話題。再讓她講下去，場面就要失去控制，她應該會情緒崩潰、號啕大哭吧？而我最怕病人在我面前哭泣，我常常想不出話來安慰他們，尤其是面對癌末的病人。當治療已經到了最後，還有什麼話語可以讓他們感到安心的呢？除了打斷她們之外，我無計可施，否則整個病房就會只剩下病人的啜泣聲，而我只能沉默以對。

但是我應該要讓她講下去，我知道聆聽也是治療的一部分。平常我也都會讓病人講下去，但是也因爲這樣，我已經聽過了太多的悲傷，而聽過了那麼多的悲傷，並不會讓人變得更爲勇敢。

所以，偶爾……我可以轉過頭去嗎？假如你假裝沒有聽見，這個世界就不會有悲傷嗎？

原諒

我有時候會犯錯，每次我犯錯的時候，會希望得到受害者的原諒，但是有時候反過來，我也必須原諒他們。

在我們這個小鎮醫院，只有一位急診專責醫師。台灣的法律規定，因為人力不足，所以在我們醫院不管是什麼科的醫師，大家都要下去輪值急診。一般我都是負責值二線急診，就是看看感冒、拉肚子、處理一些小傷口等非重症病患。但是在某些時候，急診班表真的排不出來時，就必須硬著頭皮值一線急診。

那一天假日，有一位中年男子來掛急診，說要拆線，我看到他耳垂前方有三個線頭，就隨手把它拆去。雖然我會幫病人拆線，但是一般我同時都會衛教病人，告訴他們盡量用門診的時間來拆線。急診是用來拯救眞正急重症的病人，不是用來當假日方便門診的，但是這個小鎮的大多數鎮民都是從事勞力工作，我可以體會他們一般門診的時間

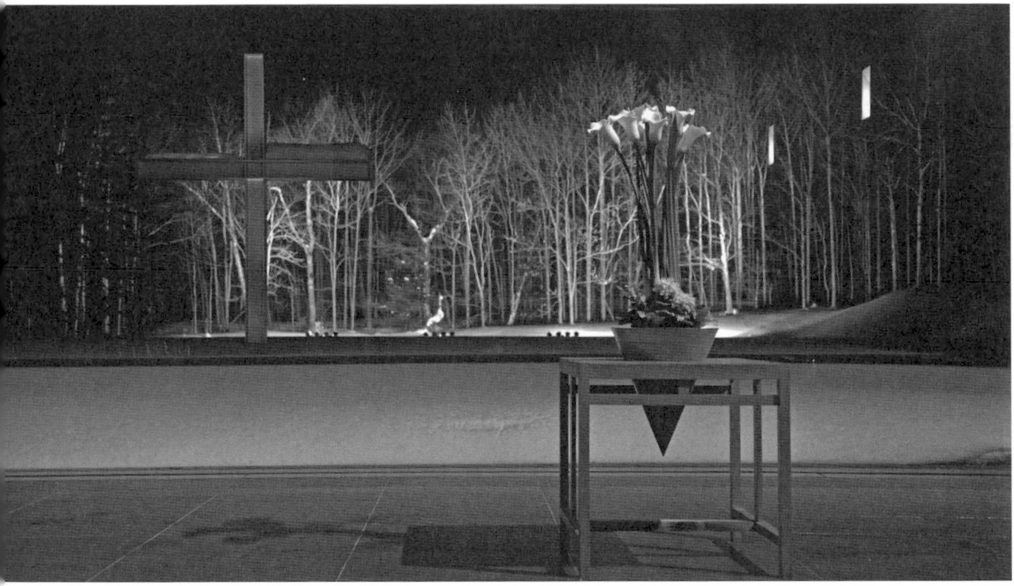

都忙於工作，或者是從遙遠山上某個不知名的部落下來，所以當他們來到急診拆線，我一般都還是會給予方便。

過了半個小時之後，病人氣沖沖地回來了，問我爲何沒有幫他拆線。我才發現原來他耳朵後面還有好幾個線頭。我剛剛因爲疏忽沒有看見，而病人也沒有告訴我他耳後還有線頭，我又沒有看上次的就診病例，因此只拆了耳朵前面幾個線頭。

一開始我本來想要跟他道歉，害他又多跑一趟，但是他態度惡劣，一開口就一直罵、一直罵，說他有繳錢，我爲何沒幫他拆線……我強忍著怒氣，看了看他耳後的傷口，結果發現那個傷口並沒有完全癒合，還有稍微的滲液，這時候拆線說不定傷口會整個裂開，我委婉地跟他解釋，但是他完全聽不進去，開始批評我們的醫院有多差、醫師有多糟糕。這下子可把我惹毛了，我們兩個就爲了一個還不能拆線的傷口，在急診室破口大罵，病人說他也不想拆線了，臨走之前撂下狠話，說我們這家醫院這麼糟糕，以後再也不來之類的。

這件事就這樣過去，我對醫院因爲我個人的疏失遭致負面批評也覺得十分懊惱，後來我告訴自己，從今以後絕對不在急診室幫病人拆線，但是當病人來到急診室，總是心軟就又隨手幫病人把線拆了。

直到有一天晚上，我不知道爲什麼半夜睡不著覺，便跑到鎮上的便利商店晃晃，想說要吃一點東西當宵夜。沒想到這時候電話突然響起來，說急診室有一個困難插管的病人需要我幫忙，我只好馬上飛車趕去。

那是一名腦部大面積出血的病人，昏迷指數大概只有五、六分吧，急診科醫師想要幫病人插管，再轉送到其他醫院。我回去的時候，急診醫師正在幫病人扣呼吸面罩，因爲要插管，他已經幫病人施打了肌肉鬆弛劑，結果管子還是放不進去，正處於一種進退兩難的局面。

我用喉鏡看了一下，果然有一點難度，屬於馬氏分級四（Mallampati IV）*的病人，意思就是插管最困難的那一個等級，也難怪我們的醫師管子放不進去。但是這個也難不倒合格的麻醉醫師，我很快就把氣管插管放好了。心裡想著，腦部出血這麼嚴重的病人，打了肌肉鬆弛劑，一個小時內都沒辦法恢復正常呼吸，我是這個鎮上唯一的一位麻醉科醫師，方圓五十公里以內，沒有醫師可以幫他插管，假如不是我，這位病人根本不可能可以活著轉送到下一間醫院去。我救了這位病人一命，給了他一個機會。

離開醫院的時候，我發現另外一個人在急診室門口來回踱步，一副焦急的模樣。我覺得他有一點面熟，原來這個人就是當初爲了拆線跟我在急診室吵架、嗆聲說永遠不來我們醫院看診的病人。我發現他長得跟裡面躺著的病人有點像，大概是他的家屬之類的。

我心裡突然有點五味雜陳，有一種莫名的滋味翻湧出來。夜晚的天氣變得很冷。我心裡暗忖，假如這個病人知道有一天他的家人需要我幫他插管，我是鎮上唯一救得了他家屬的麻醉科醫師，那他還會爲了在急診室拆線這個小問題跟我吵架嗎？

*馬氏分級（Mallampati Class），指困難插管的分級，是由印度裔美國麻醉醫師馬安派提（Seshagiri Mallampati,1941-）所提出。級數越高，代表插管的難度越高。

計程車司機

富里鄉，花蓮縣最南方的一處鄉鎮，連接台東縣的池上、關山，形成一整片廣大的平原。這裡流水清澈，土壤肥沃，是花東地區重要的稻米產區，然而這個地區除了農業之外，缺少其他工作機會，大多數的年輕人北上到大都會謀生，農村人口老化，其中有一些甚至是獨居老人。

富里鄉離小鎮醫院大概二十公里，說近不近，說遠不遠，但是對八十多歲獨居的老婆婆而言，就有一點距離。

我第一次看到這位老婆婆時，是一位中年男子帶她過來的。老婆婆說她的肩頸痠痛，痛感一直放射到兩隻手臂。我幫她照了一張X光，發現她頸椎嚴重退化，我決定幫她做一些侵入性的治療來止痛。因爲做這樣的注射有某種程度的風險，我必須要跟家屬好好解釋。我發現帶她來的男子並不是老婆婆的家屬，而是一位計程車司機，老婆婆又

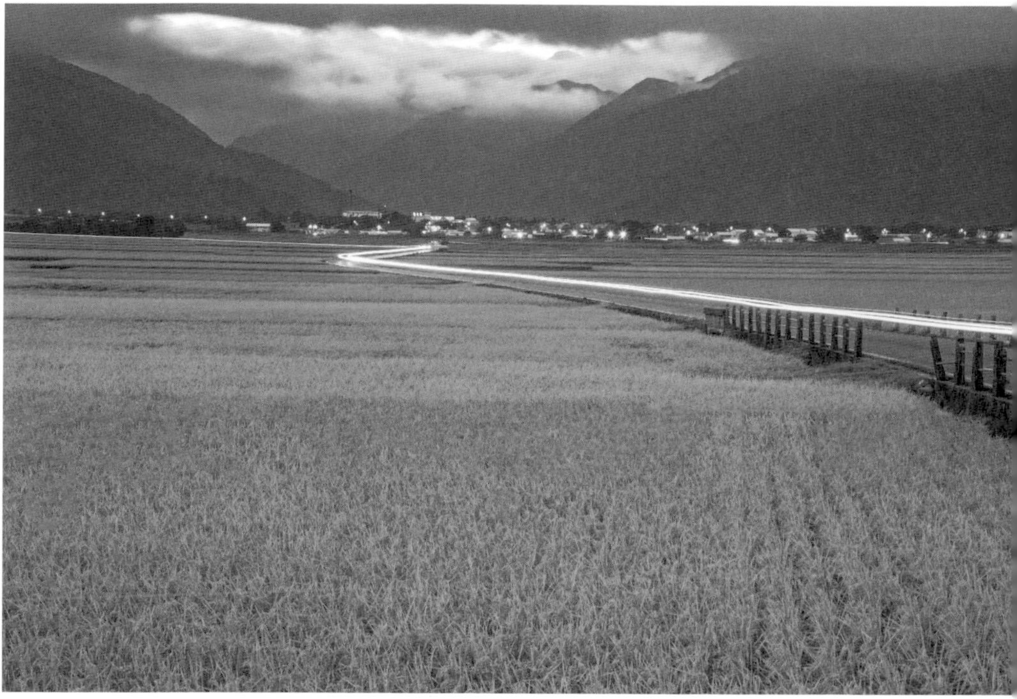

有嚴重的重聽，完全聽不懂我在說什麼，於是我請計程車司機可以的話，下一次請家屬一起過來。

病人的兒子長得斯文有禮，頭髮有一些斑白。當你的母親已經八十六歲，想來自己也不會太年輕。他是一個十分明理的人，我跟他解釋治療的風險，他也都能理解。所幸治療十分順利，阿嬤躺在休息區時，你看到病人的兒子扶著阿嬤上、下床，坐在床邊跟她說話細語的樣子，就知道這個兒子其實十分孝順，非常在乎母親。

他說他在台北工作，父親早已往生，他想接母親到台北同住，可是老舊的公寓沒有電梯，母親爬不上樓，老一輩的人也過不慣台北的生活，在大都市那裡母親沒有朋友，台北的人冷漠，住了三十年也不一定知道對面的鄰居是誰。老一輩的人覺得，就是要住在矮矮三合院的房子裡，前面有一個大大的曬穀場，大門進去是點著紅燈，供奉著眾神與祖先的廳堂，窗戶打開就能看到一望無際的稻田，風吹來和著泥土的味道，那個才是伴著自己走過一生，我們稱之爲「家」的地方。不管再怎麼不方便，年紀再怎麼大，邁著老去蹣跚的步伐，阿嬤寧可獨居，也要守著自己的家。

我們囑咐他們兩個禮拜後回診，讓我看看治療的效果。我望著這對母子離開診間的背影，阿嬤問說：「剛剛醫師說什麼？」兒子用高於常人說話的音調在母親的耳邊說：

「醫師說兩個禮拜後要回診，到時候計程車司機會再帶您來！」

我在急診室裡不知道遇過多少次，半夜裡母親抱著襁褓中的孩子，因為發燒、受傷或是其他原因前來求診。他們臉上露出著急的模樣，假如可以的話，我想她們一定願意代替這些孩子生病，代替他們受苦，只要能讓這些孩子痊癒，哪怕要割下她們身上的一塊肉，恐怕這些為人母的母親也是願意。

曾經有一個孩子因為跌倒，下巴有一個兩公分左右的撕裂傷，其實那種傷口只要縫兩針就好，傷在下巴，疤痕組織也不會太明顯，以後應該看不到。我幫這個孩子縫合傷口時，母親哭得比孩子還要慘烈，弄得我心裡也毛躁起來。我那一針一線好像縫了半個世紀之久，我以為我並不是幫小孩縫合，而是縫在一名母親身上⋯⋯。

我有時候看到這些病人，就會想起自己。記得高中時，有一回因為發燒脫水，半夜起來上廁所，竟然在廁所裡昏了過去。父親發現後，竟然把我從三樓背了下來，一路載我到急診室，那時候我應該也有七十公斤，我很難想像他是怎麼把我從三樓背下來的。等我長大了在外地工作，當自己的父母也逐漸老去，病痛時有所聞，我卻沒有回去照顧他們，我一直在外地照顧著別人的父親或母親。

我知道在現今的社會，親情的分離有各式各樣的理由，還有各種難處。小時候生病時是父母帶著我們去醫院，當父母老去之時，帶他們上醫院的是計程車司機，病人家屬口中吐出的「計程車司機」幾個字，竟敲得我心頭砰砰作響。

年齡二十至三十歲，有懷孕可能的女孩若來到醫院，假如病情需要照X光的話，我們都會事先詢問是否有懷孕的可能，但是假如年齡低於二十歲或是超過四十歲，這個問題就會變得有點尷尬。尤其在我們這個鄉下地方，民風保守，這個問題有時候連自己也不好意思問出口。尤其是未成年的少女，他們大多會有家長陪同，家長在場的情況下，就算他們有懷孕的可能，她們也不會說實話，有時因而造成臨床上的誤判，甚至必須找藉口把家長請出去之後才能問診。

超過四十歲的婦女反而常常虧我：「醫師！你不要開玩笑啦！我都快要停經了！」或是：「我已經是五個孩子的媽了，還懷孕喔……？」但是這年頭晚婚的婦女越來越多，四十幾歲懷孕也是挺正常的事，反正關於懷孕這個問題，不管是回答或是不回答，病人都有她各式各樣的理由。因爲有很多不愉快的經驗，儘管我已經當醫師十幾年了，對於

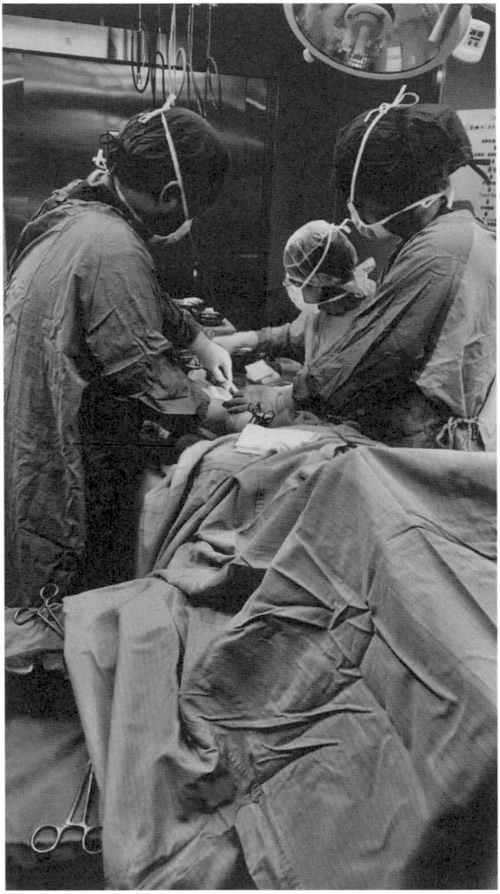

這個問題有時候還是問不出口，覺得侵犯了人家的隱私。

爲了避免醫師沒有注意，在照X光之前，照相的技術師也會詢問是否懷孕，作爲第二次的確保。但是有時候因爲同樣的問題一直問，反而會引起病人的反感。他們會冷冷地答說：「剛剛已經問過了。」然後索性不回答，總之這是一個很難啓齒的問題。

最後一道關卡是在進入X光室之前，門口貼了一張大大的告示寫著：「假如有懷孕的可能，請事先告知。」提醒孕婦本身要注意自身胎兒的健康。假若這三道關卡都失效，還讓胎兒照到X光，眞的是無語問蒼天。

病患是一位四十多歲的女性，身材微胖，騎機車跌倒，初步的診斷是左膝骨折，我們準備幫她進行手術。手術前的麻醉評估包括一張胸部X光，在照胸部X光之前，病人突然跟技術師說，她的月經兩個月沒來了，這下子把所有的人都嚇呆了，因爲萬一她有身孕，昨天爲了診斷她膝蓋骨折，已經照過兩張X光。

我們會診了婦產科，照了超音波，病人果然懷有身孕，而且根據超音波所量胎兒頭圍大小，病人最少已經懷孕四個多月，意思是過去四個多月來，她都沒有接受規則產檢。假如一名孕婦沒有接受規則產檢，是不是代表著她對肚子裡的胎兒毫不在意？假若她不在意，那過去四個多月來，有沒有可能她菸、酒、藥物都不忌口，讓胎兒處於致畸胎的風險之下？昨天胎兒又暴露在X光下，一整個雪上加霜。

她說她離過婚，跟前夫有一個小孩，現在的同居男友也離過婚，跟前妻也有一個小孩。幾年前她懷了男友的孩子，卻在第七個月的時候早產。早產的胎兒不知道什麼原因，一出生就沒有呼吸心跳，經過搶救還是沒有救回來，現在這是第四個孩子。

懷孕的婦女要接受骨科手術非常麻煩，因爲手術的過程中，必須不斷照X光，好確定斷骨有沒有復位。雖然X光劑量非常微小，科學上並不會導致胎兒致畸胎的結果，但是懷孕生產一點都不科學，懷孕的過程是一種情感，只要你照過X光，不會有醫師跟你保證絕對百分之一百不會致畸胎。

全身麻醉的麻醉藥物則會經由母體胎盤傳至胎兒，雖然目前爲止也沒有證據顯示麻醉藥物會導致致畸胎的結果，但是基本上懷孕初期，尤其是八週內仍是胚胎器官的成形期，我們認爲最好完全不要接觸任何藥物。八週以後則相對安全，當利大於弊時，可以使用麻醉藥物，原則上則是越少越好。直到懷孕晚期，胎兒已經完全成熟，只是體重增加的時期，那時候使用藥物是安全的，但是手術或麻醉則會有早產的疑慮。

所以懷孕的婦女，萬一不得已要開刀時，最好是做半身麻醉，因爲藥物的劑量少，而且侷限在脊椎，比較不會通過胎盤，影響胎兒的機率較低。半身麻醉又分爲脊椎麻醉及硬脊膜外麻醉。脊椎麻醉的好處是藥物劑量較少，缺點是沒有辦法中途加藥，延長麻醉的時間。硬脊膜外麻醉的優點則是可以在手術中，經由預先埋藏的導管加藥，延長止痛的時間，但是缺點是藥物的劑量會增加，所增加的藥物影響胎兒的機率也會跟著增加。

病人一開始就擺明了不想要保留這個孩子，我們跟她解釋說，其實致畸胎的風險很低，希望她重新考慮，但是沒辦法保證眞的不會有問題。雖然每個致畸胎的因素機率都很低，但是全部加起來之後，誰也不知道後果。

雖然病人不想要保留這個胎兒，爲了避免她日後改變心意，我們仍然盡可能保護這個孩子。我們幫病人穿上鉛衣，避免胎兒在手術中照到X光。我幫她做了脊椎麻醉，同時也放了硬脊膜外導管，做爲手術中萬一要加藥時的需要，同時也可以用來做術後止痛。

她有點胖，骨折之後因爲疼痛，沒辦法擺出一個很好的姿勢，我花了一些時間才做好半身麻醉。手術到了一半，脊椎麻醉的效果開始退去，病人開始感到疼痛，這時間遠比我預料的時間還來得短，我只好在硬脊膜外導管裡加藥，只是沒有料到，我預先埋藏的硬脊膜外導管竟然沒有效果。

病人開始變得躁動，我不得不幫病人改做全身麻醉。胎兒開始暴露在麻醉藥之下，看著她每吸一口麻醉藥，我的心也就跟著糾結一下，好像她每吸一口麻藥，肚子裡的胎兒就跟著消失一點點的生命力。這時候，那胎兒的某個器官正開始產生變化，他正變得畸形……我不敢再想下去，我理應保護他不受到傷害，但我卻沒有做到……。

親愛的孩子，你理應在充滿愛的期待下誕生，被呵護著長大，但是大人的世界極其複雜，假若你來不及出世，你願意原諒我們嗎？

我一個人住

當時我正在開刀房的更衣室換衣服，今天的工作是要幫一位八十歲的阿公做下背痛的治療。隔著更衣室的門，我聽到門外我們家的麻醉姑娘正在問阿公一些治療相關的問題。

「你怎麼來醫院的？」「開車還是騎車？」「一個人來，還是有其他家屬陪同？」因爲做完下背痛的治療後，有些老人家會覺得腳浮浮的，沒有力氣。爲了避免病人跌倒，或是在返家途中發生意外，我們家的姑娘都會問這些問題，這樣她就會知道做完治療後，要讓病人休息多久。

有家屬陪同的病人，相對比較安全，她就會讓病人早一點回去；假如是單獨前來的老人，就會讓病人休息久一點，直到病人的肌力完全恢復爲止，以避免病人回家之後發生意外。

病人說他很怕痛，說他感到非常害怕，他從來沒有來過開刀房；我安慰了他幾句，說這並不是很痛的治療，而且會幫他打局部麻醉劑，治療就好像平常打針一樣。

當治療做到一半的時候，病人突然冒出一句話：「我一個人住……。」

我原本以爲病人是因爲太緊張了，所以囑咐我要特別小心。因爲他一個人住，萬一在家裡發生意外，不會有人發現，也沒有人可以幫助他。我開始安慰病人說：「你不要緊張啦！這個治療很安全，不會有問題的……。」

結果病人說：「不是，我不是擔心這個，我是一個人住……。」

接著他悠悠地開始講起他的故事。他說從日本時代開始就住在這個鎮上了，十幾年前，我們的醫院還沒蓋的時候，台東只有某家醫院，他說那家醫院最爛了，他的太太就是在那裡不見的。他們原本在鎮上賣魚，有一天他太太發生了一場意外，被轉送到那家醫院搶救，結果不知什麼原因，搶救無效，讓他從此失去了伴侶……。他在講這些的時候，語氣平緩，音調完全沒有起伏，就好像是在說一件跟他自身完全不相關的事。

我有時候會以爲，悲傷可以分成幾種程度：第一種聲淚俱下，嚎啕大哭；這種情緒雖說眞情流露，但是來得快去得也快，就好像小朋友跌倒，只要吹一吹，時間到了自然就會復原，說不上悲傷的深度。

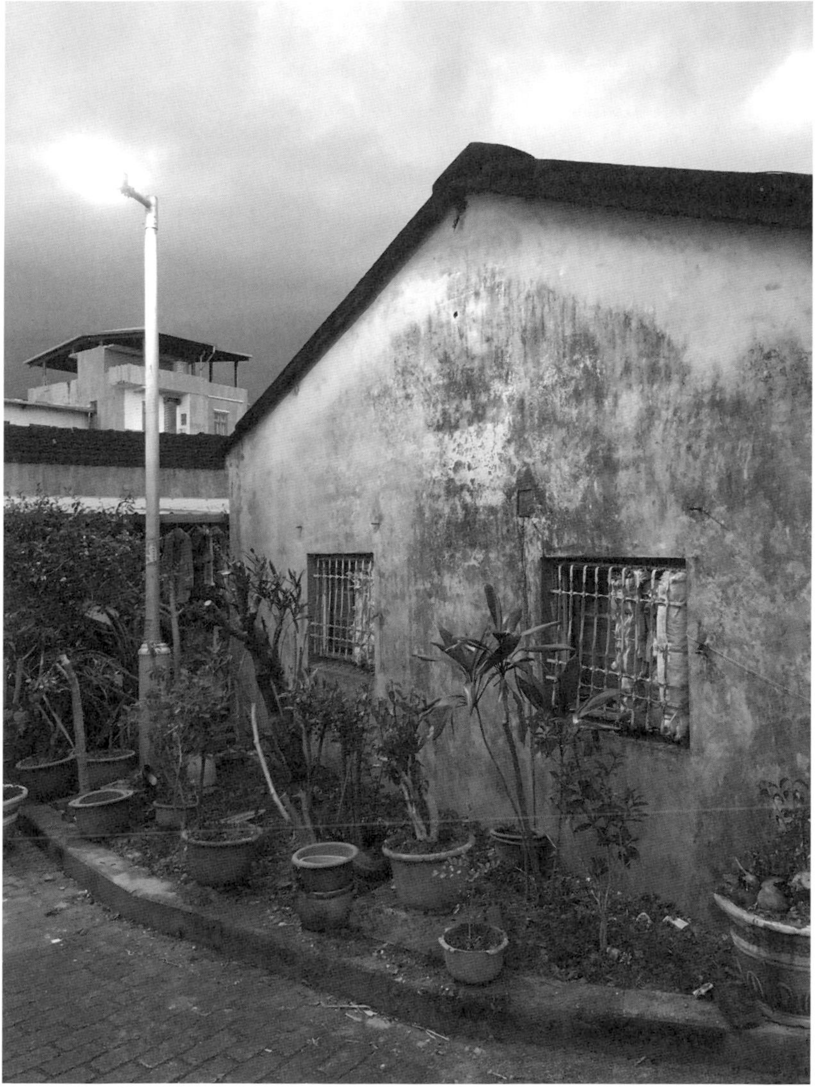

第二種，有聲無淚，謂之號；譬如遭逢巨變、心有不甘，對天吶喊乾號，雖然悲傷，但是會隨著時間過去漸漸減低。

第三種，有淚無聲，謂之泣；我有時候會想起我的奶奶，每年爺爺忌日的時候，她拉著我們一起祭祀爺爺，大多數的時候，奶奶總是抿著嘴唇不發一語，或是只見她嘴唇微動，以一種旁人完全聽不到的聲音在喃喃自語，最後眼淚從眼角悄悄流出，經由臉頰無聲地落在地板上。這時候，時間、空間都好像被無聲的淚水凝結，這種悲傷雖然會隨著時間緩解，但是只要在適當的時機碰觸到適當的點，就會再翻湧出來。

第四種，無淚無聲，悲傷到了極致；大概就是恨吧？這種情緒完全沒有起伏，像虛空一樣綿延不絕，永無止盡，連時間也沒辦法療癒。

阿公大概就是屬於第四種吧？他自顧自地講，也不管我們有沒有在聽。他說他有四個小孩，老大自從母親去世後，受不了這個打擊，放棄了人生，出家去了；老二娶了一位台北的姑娘，之後頭上就長了角，變得很世故，也很少回來。老三是個女兒，說女兒也不孝順，比兒子還不孝順……。

我知道聆聽也是治療的一種方式，每個病人的背後，都有著一個悲傷的故事，尤其是阿公他一個人住，應該也很少人跟他講話吧？更少人聽他說話吧？

十幾年來，他獨自面對著一間空空的屋子，牆壁只會反射回來他踽踽獨行、喃喃自語的迴音……。

我應該要讓他一直講下去，但是有時候，我也害怕他一直說下去。知道得越多，情感也就涉入得越深，越發覺得悲傷。有時候當每個病人都傳遞一點點負能量給你，一個門診下來，你會負載得太多，因而疲憊不堪……。

後來我才知道，可以治療好的身體疼痛，其實都不是眞的疼痛，眞正的疼痛沒有療法，儘管時間過去，也不能痊癒。

失去

一早才剛踏入醫院，就被眼尖的護理師叫住，說急診室的急救區，有一位病人困難插管，叫我快去幫忙。

我趕緊換上了隔離衣，戴上口罩。做了簡單的防護之後，準備接手插管。我拉開了急救區的門簾，自動心肺復甦機正一上一下壓在病人的胸口。心肺復甦機運作時，病人的頭部會跟著機器的起伏晃動，這種狀況下，有時候很難幫病人插管。

我發現病人的嘴巴幾乎完全張不開，很勉強才能打開一個指頭縫的寬度。這也難怪急診室的醫師沒有辦法幫病人插管。我又重新快速評估了病人一眼。一般在這種狀態下，假如病人才剛死去不久，還在急救的黃金時間之內，那我會幫病人做緊急的氣切造口、建立呼吸道。但是我發現他跟一般吃檳榔導致纖維化、嘴巴張不開的病人完全不同，他嘴巴張不開的原因，是因爲他已經死去太久了，關節已經僵硬。想來這又是一位在鄉下地方獨居，孤獨死去的病人。

我很快就決定放棄了。這種病人救不活，面對這種不知道已經死去多久才被發現的病人，救護車一般還是會送到醫院急救。有時候，急診科的醫師也會救到底，最主要的原因是假如這些程序沒有走完，等找到家屬的時候，有些家屬反而會反過來責難救護車或是急診科醫師，抱怨都是因爲我們沒有幫病人急救，才會導致病人死亡。碰到這種情況，反而責任劃分不清，因爲已經遇過太多次了，有些醫師寧願把標準程序走完，再宣布急救無效。這是台灣醫療最黑暗的一面，但其實只是浪費醫療資源，或是徒增病人痛苦而已。

臨走之前，我看了病人一眼。原本我以爲病人大概四十多歲，但是後來發現，病人只有二十九歲，他的外表看起來眞是出乎意料的老態，而且手腳關節都因爲痛風石導致關節腫脹變形，這表示他酒一定喝很多，尿酸都沒有控制，才弄得到處都是痛風性關節炎，而且年紀輕輕就因不明原因猝死。

這種手腳變形的關節炎，一定會導致關節的活動度下降。這意味著他一定沒辦法好好工作，一定經濟能力有限，過得不會太好。過得不會太好，爲什麼還要喝酒呢？大概就是惡性循環，只能用酒精逃避。

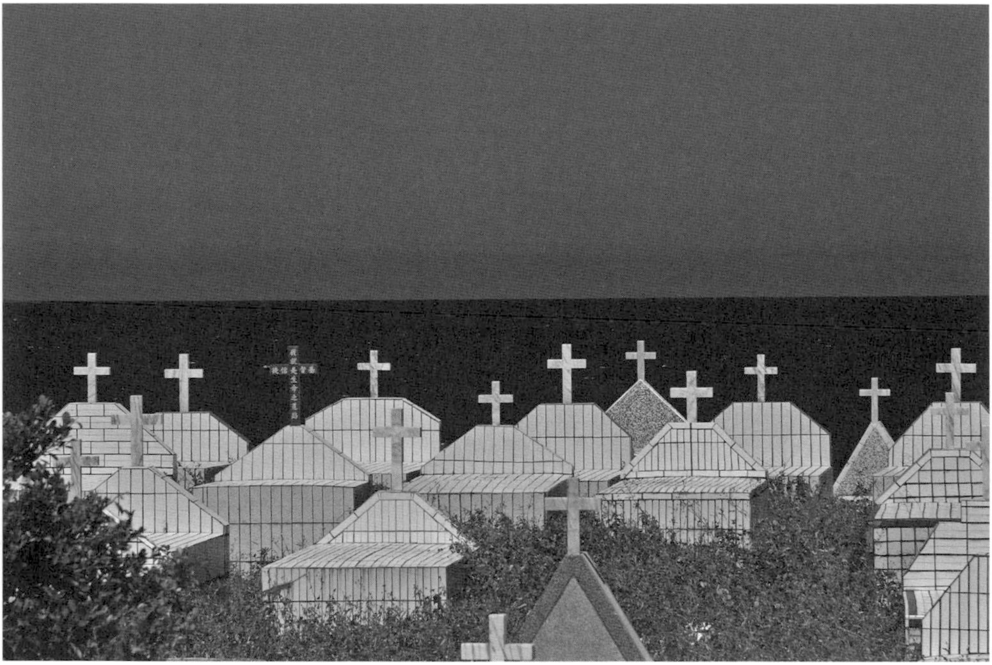

我以爲在這鄉下地方，開一家醫院並不能幫助病人什麼，因爲他們平常根本不來醫院，最後來到醫院時，都已經太晚。

會按時服藥、回診，關心自己健康的人，都是在這個社會上有一定經濟能力的人。他們對未來有期望，積極地想要活到明天，所以會從事健康的行爲跟生活。而像這些不得志的病人，眞正需要被醫治的是他們的心。假如這些病人擁有舞台，有正常的工作，有良好的經濟能力，也有正常的休閒娛樂，是不是就不會早早失去生命？但是心生病了，到底要如何才能醫治？

這已經遠遠超過一家醫院所能提供的範圍。

當「擁有」不能教導你去珍惜，生命只好用「失去」來教會你。關於一早就失去病人這件事，眞教人無限感慨。

一年裡最艱困那幾天

一年當中，如果在春節期間輪到急診室值班，絕對是最可怕的日子。那段時間其他醫院診所都休息，所有的病人都會蜂擁到我們醫院來。

很多人不明白，為什麼我會跟小鎮醫院的急診扯上關係。幾年前，我對在大醫院裡當個小醫師感到厭倦，想要轉調到小鎮去當個小鎮醫師，當時院長開出的條件就是要去急診室輪值。

在大醫院當小醫師並不是一件愉快的事。首先你必須做研究、寫論文，而我不是天才型的醫師，寫出來的論文，對醫學進步也不會有什麼幫助；就算不寫，對整個世界也不會有什麼損失。再來，醫院裡的同事表面上互相合作，私底下暗中較勁，我對這種白色巨塔式的人際關係處理不來，所以想要搬到小鎮去，買兩分地種向日葵，開放自採，一朵十元，假如還有空閒的話，再去小鎮醫院做麻醉工作。

當時的小鎮醫院人力缺乏，雖然有各專科醫師，但是每個人都要下去輪急診，所以每個醫師都練就全科醫師的功夫。我就在那種因緣下，硬著頭皮去學習看急診。

小鎮屬於旅遊型的城鎮，假日時會湧進大量的遊客，值了一個晚上的急診班之後，會有一種壽命短好幾天的感覺。不管給你多少值班費，你都不會想去賺這筆錢的。我自忖不是怕累的醫師，但是上過急診班之後，眞的有一種靈魂要離開肉身的感覺；有時候，你也不知道其他急診室的醫師，是怎麼度過這些夜晚。

於是，在往後的重要節日，諸如母親節、父親節等等，當急診室的人力缺乏時，我都拋棄自己的家人在小鎮的急診室度過。父親知道了，就打電話來阻止我，叫我不要爲了錢去工作。他沒有辦法明白，很多時候並不是錢的問題而已。我如果是爲了錢，挑輕鬆的日子去就好了，不必挑這種重要的節日。然後他又說，那不按時吃飯又睡那麼少，對身體不好。我就說假如要身體好，每天睡飽飽，那就去賣冰好了，不用當醫師。最後他投降了，要求我：「那你值完班，不要開車回來；徹夜未眠，開車太危險！」我就跟他說：「好。」

但是有時候火車時間就是配合不上我的時間，而且我喜歡開車，我喜歡開車看著風景從眼旁不斷往後逝去的那種感覺。我常常開著我的 TOYOTA，然後幻想著自己是開著

ＢＭＷ的硬頂敞篷，在台九線上奔馳。我跟父親說「好」，但是從來沒有做到。

有時候我也會感到害怕，怕有一天在台九線上出了車禍，被抬出來的是我。或許那也只是時間早晚的問題而已。假如我運氣不好，被人家發現得早，可能會像植物人一樣，終身臥床。再晚一點，我的同事會取走我的器官，移植在需要的人身上。若再更晚一點，就只能當大體老師了……。但是人生就應該這樣，用自己最喜歡的方式死亡，何嘗不是一件幸福的事？

幾年前院長曾經跟我說，他已經八年清明節沒有回去掃墓了，現在應該已經超過十年了，我相信他也十幾年沒有回家鄉過年。

很多人把小鎮當做度假中心，但是也有很多醫師一生都奉獻給這個原本不應該有醫院的小鎮。看到這些醫師，有時候自己都覺得慚愧。有時候你會希望可以幫助這些醫師或鎮民一點什麼。

我不是天才，這一生不會發現什麼抗癌基因，或是抗老化基因之類的，然後得到諾貝爾獎。這個世界或者說是這座小鎮，也不需要每位醫師都成爲天才；這個小鎮只需要有心的醫師，有心甘於平淡，留在這裡的醫師。

我們不可能像醫學中心一樣，各科醫師都有，每個病人的問題都可以經由會診，請

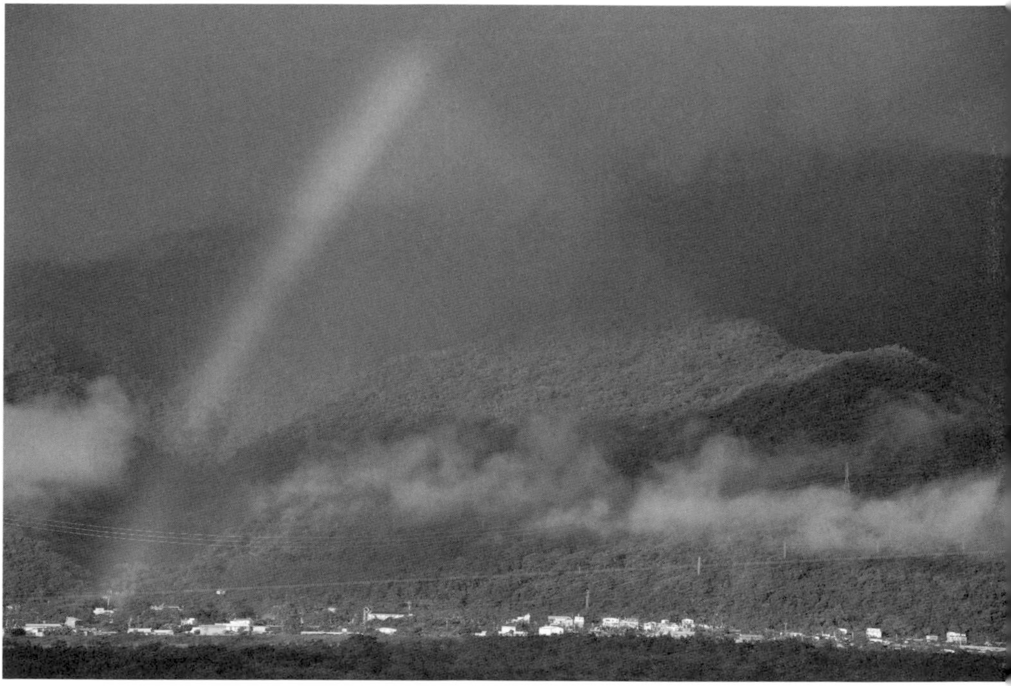

到各個專科的專家來解決。有時候我們只能幫他們搶到一點時間，讓他們有機會存活，直到他們能轉到後送醫院爲止。

因爲我只是麻醉科醫師，過年的時候，我只能在急診室旁邊幫忙，當個打雜的二線醫師，看看感冒、拉肚子、處理簡單的傷口，讓其他的醫師可以稍微休息，或是集中精力去照顧其他的重症患者。我們可能不是最好的醫院，但是我們都很努力讓這個小鎮變得更好，在年假的時候，讓鎮民依然可以有所依靠，能夠過著正常的生活。

有時候，你會覺得可以跟這些下鄉的醫師一起工作，度過一年中小鎮醫院最艱困的那幾天，是一件快樂而有成就感的事。當你看到這些醫師們像受盡折磨一樣徹夜未眠，在疲倦的時候努力保持清醒，你就會明白，在這個即將崩解的醫療世界中，仍然有很多醫師擁有不被擊倒的熱情。因爲有他們，在黑暗裡，你仍然看得到希望……。

老化是無藥可救的疾病。假若你是一名醫者，看著父母逐漸衰老，一一印證教科書上所寫的每一個症狀，眞是一個漫長而不捨的歷程。

我跟父親一向緣薄，他像是用鋼鐵做成的人一樣，鋼鐵做的人從來不表達情感，我跟他很少講話，有時候坐在一起吃晚餐，期間也講沒三句話。有一天我下班回到民宿，他正巧從民宿大門走出來，我叫了一聲爸！他回我一聲「嗯」，然後就上車離去。我走進民宿的廚房，剛好有一位客人坐在那裡，他問我：「剛剛那個是你爸爸？」

我說：「對啊！」

他突然間大笑，說道：「你爸爸好幽默、好有趣，很健談！」

其實我當場翻白眼加後空翻三圈，我怎麼都不知道我爸爸很有趣、很健談……？

而他並不是第一個這樣對我說的客人。

父親的話少到有一回眼睛白內障要動手術，卻連我都不知道，還是別人告訴我的。他的邏輯是他不想打擾我，怕我上班時不專心，幫病人麻醉時會分心，鬧出人命就不好了，所以我連要動手術的醫師是誰、哪一天開刀全都不知道，既然他不肯說，我也就懶得問。

一直到他要手術的前一天晚上，媽媽才告訴我，他隔天早上八點要動手術。他要進開刀房的時候我正在忙，沒辦法陪他進去，我只交代了眼科的護理師：「我爸爸怕冷，多給他幾件被子；他有慢性支氣管炎，吸到冷空氣會一直咳嗽。」

等我忙完時，他手術也差不多結束。我看到他坐在開刀房門口的等候區，右眼矇著紗布，肩膀上披著棉被，就走過去陪他，問他：「還好嗎？」講沒兩句話他就趕我走，叫我去忙，不要因爲他而耽誤工作。其實那時候我剛忙完，可以稍微歇一會兒，但是爲了讓他安心，我就假裝去忙了，留他一個人在那邊。

我後來才覺得，那個生下我，與我們一起共同生活了四十年的父親，其實我一點都不了解他。我媽媽說，阿嬤最後要往生住院的時候，其實爸爸不太想去醫院看她，因爲他其實沒辦法看著阿嬤受苦，我這才明白，那個在我心裡像鋼鐵一樣的男人，其實也有軟弱的時候。

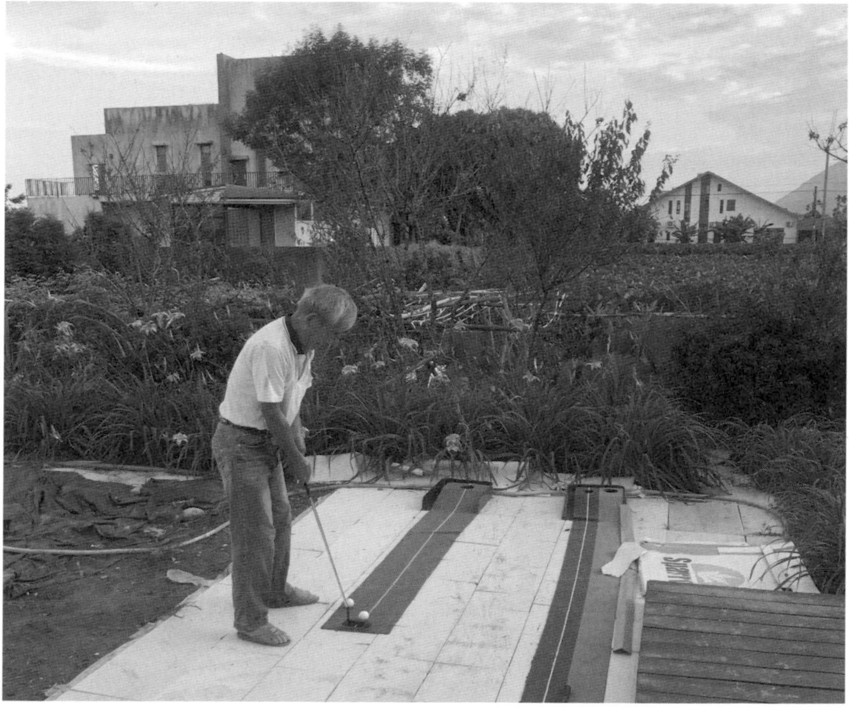

開完刀的那天晚上，父親坐在床緣，不曉得是不是因爲當天在開刀房裡，看了那麼多病人進進出出，才曉得人生有那麼多的苦難。他突然間有感而發，竟然開始交代後事。

我那時候其實心裡想說，白內障不過是一個局部麻醉的小手術，怎麼可以讓他那麼有感而發？而他說的這些，我也早就聽過好幾次了，不外乎就是要孝順媽媽，還有家裡那些財產該如何處理，老家的房子雖然登記在他名下，但是目前都是族兄在住，交代我不可以趕走他們。

最後他突然提到了四叔，說他前天往生了。四叔晚年的時候有些潦倒，有幾年是靠父親接濟才度過難關，但是後來四叔卻誣告父親，說父親侵佔了家族財產。因爲這些恩怨，父親對他頗不諒解。他說二姑姑打電話給他，打電話給他的意思，是不是要他放下這些恩怨，回老家去看四叔？他說生的時候是兄弟，不好好相處，死的時候都已經化做灰燼，還有什麼好看的？他說起這些事的時候，我突然間覺得，他又老去了好幾歲。

最後，他說假如有一天得了癌症，他不要開刀，他交代我，千萬不可把他抓去開刀，他說他想要在田裡一直工作，直到有一天倒在田裡爲止。

聽他講這些話，假若你是醫者，你該怎麼想？癌症雖然會死，但是有些癌症會好，放棄一個可能會好的疾病不治療，然後要看著他受苦，把原本可以存活的生命消耗殆盡，假如你是醫師，病人是你自己的父親，你會怎麼想？

有時候，我會在腦海裡上演無數個劇本，想像假如有一天他眞的得到癌症，到底該怎麼應變的情節，然而想了半天，人生並沒有一個好的解答。

兩年前，我原本有一個機會可以回到西部，那裡有更好的工作機會，更好的報酬。有一天我下班回到民宿，發現自己的父親坐在地板上，正在整理田邊的雜草。他既不是彎腰去弄，也不是蹲著，他是頹然地坐在地上，不管田邊的塵土弄髒衣服，我才眞的發現，我心中像鋼鐵一樣的父親，已經比我想像中的還要蒼老。他其中一隻腳的腳踝因爲嚴重的退化性關節炎，走起路來已經一拐一拐，他說今年盛夏的百香果長得特別茂盛，也不管我叫他要多休息，執意瘸著腿，也要帶我去看田裡他種的百香果。

後來我當然是放棄了回西部工作的機會。我在心理暗忖，假如可以，人生還有十年、還是二十年，那我們就這樣一起在家裡的田邊老去就好。

紅斑性狼瘡是一種自體免疫疾病，患者的自體抗體會去攻擊自身的細胞，因而導致身體重要的器官發炎，諸如關節炎、心包膜發炎、腎臟發炎，嚴重的患者最後會腎衰竭，落入終生需要洗腎的地步。

腎衰竭需要洗腎是一般普羅大眾的說法，眞正醫學上的名詞是「透析」，又分成血液透析或是腹膜透析。所謂的血液透析是將患者的血液抽出來，經過一台機器的半透膜，利用滲透壓之間的差異，將患者血液中的含氮廢物、離子、多餘的水分滲透到外面來，再將透析過的血液重新輸回患者體內，整個過程大概要四小時。

一般患者每隔兩天必須回到醫院接受血液透析，接受血液透析前，患者身體內累積過多的水分、毒素、高鉀離子及酸中毒，接受血液透析後則處於脫水、離子變低的狀態。如此長期處於極端的的天秤兩端，久了之後，患者都會有鬱血性的心臟衰竭。

所以假如是比較年輕的患者，一般都會先選擇腹膜透析，腹膜透析是從體外用一條管子通到腹腔，從導管灌入高滲透壓的溶液。高滲透壓的溶液會將體內的水分及有毒物質吸附出來，等到一定的時間之後，將腹腔內的溶液流出，再換入新的溶液。腹膜透析的好處是患者可以在家自行更換溶液，省去往返到醫院接受血液透析的時間，而且腹膜透析是一個二十四小時不斷透析的過程，就不會有血液透析兩天才接受透析一次，患者一直處於水分過多及脫水兩個極端的現象，長期來說對心臟負荷比較低。年輕的患者因爲活動力強，要他們定期回醫院接受血液透析並不容易，而且他們的存活年限會比較長，所以先接受腹膜透析，等到一定的時間之後，腹膜會因而衰竭不再具有透析的功能，再轉成血液透析。

腹膜透析最大的缺點是，因爲有一條導管通到體外，更換溶液時如果不慎，容易將細菌帶到體內，因而引起感染、導致腹膜炎。

患者是一位二十多歲的女性，因爲紅斑性狼瘡導致腎衰竭，接受腹膜透析多年，因爲腹膜反覆感染，這次手術的目的是爲了移除腹內透析導管，同時植入人工血管，之後再改成血液透析。

麻醉誘導之後，病人的血壓慢慢降到八、九十。剛剛說紅斑性狼瘡的患者心臟多少

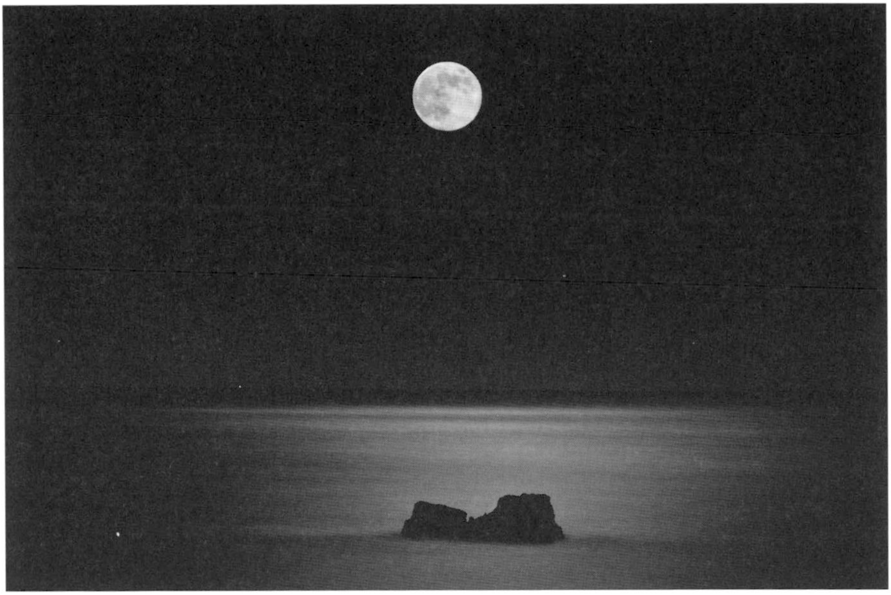

有些問題，血壓變低是預料中的事。因爲病患還年輕，這個血壓也還可以接受，只是手術到了一半，病患突然量不到血壓，接著開始量不到血氧值。量血氧的機器叫做血氧飽和濃度器（pulse oximeter），這種機器在病人的手腳冰冷、血管收縮，或者血壓太低、脈搏不明顯時，都會量不到血氧值，所以我一次就失去兩個參考數字，不知道病人的血壓多少，也不知道病人的氧合濃度。

我打了幾次提升血壓的藥物，病人也只是心跳增加，血壓還是量不出來。我摸了一下病人的頸動脈，還有脈搏跳動，那病人的血壓至少還有六十毫米汞柱左右。紅斑性狼瘡的患者，周邊血管也可能會因爲自體抗體的攻擊產生血管炎，併發血管炎的動脈脈搏常常微弱到測不出來，或許血壓也沒有想像中那麼低。

在這樣安慰自己的同時，我開始準備幫病人打動脈導管，那是一種可以即時監測血壓的監測器，但是不管我怎麼嘗試，連超音波都拿出來用，都打不上動脈導管，因爲已經有一陣子量不到病人的血壓，在無計可施的狀態下，我只好先關掉麻藥，降低麻醉深度。

降低麻醉深度會有一個很大的問題，就是病人有可能在手術的過程中甦醒。手術的過程中，爲了避免脊椎反射，我們會使用肌肉鬆弛劑。脊椎反射是人體的一種保護作用，就好像我們不小心踩到釘子時，神經衝動傳到脊椎，沒有經過大腦直接回傳到腳部，引起腳部肌肉反射性的收縮。手術切開腹部肌肉時，若沒有使用肌肉鬆弛劑，也會因爲脊椎反射，導致腹部肌肉收縮強直，導致手術無法進行。所以腹部手術都會使用肌肉鬆弛劑，麻醉深度假如不夠，病人有可能會在手術的過程中甦醒，這時候肌肉鬆弛劑的藥效若是還沒褪去，會發生一種很恐怖的狀態，就是病人醒了，感覺到痛，知道傷口被活生生地切開，聽到我們說話，卻無法動彈；想要大聲吶喊，卻叫不出來，好像被鬼壓床一樣。因爲病人無法動彈、無法說話，所以麻醉醫師也不會知道病人已經醒了，基本上術中甦醒就是一個天大的災難。這種狀況雖然很少發生，但是在某些重大手術、尤其是血壓不穩定的時候，發生的機率就會增加。

我將麻醉深度降到一個很低、很低，我勉強可以接受的範圍。外科醫師開始加快他的動作，用電刀切開病人的腹壁肌肉，這時候病人總算開始量得到血壓，我深深倒吸了一口氣，有血壓至少表示病人還活著，但是剛剛那一段量不到血壓的時間，不曉得有沒有造成腦部的神經傷害。我看到病人的腹部肌肉抽搐了一下，肌肉鬆弛劑的藥效快要過了，麻醉深度太淺、病人感覺到痛、出現脊椎反射，我知道病人快要醒了，我又將麻醉深度加深了一點點……。

麻醉有時候就像是在走鋼索一樣，底下是萬丈深淵，你要讓天秤的兩端保持平衡。一邊是血壓太低導致死亡，一邊是麻醉深度不夠術中甦醒，你必須常保持戰戰兢兢，卻也常常手足無措，弄得自己灰頭土臉。

病人安穩地躺在恢復室，呼吸均勻，血壓平穩。書本上說，術中甦醒的病人必須要加以追蹤，因爲有些病人會因此產生嚴重的心理壓力，甚至是恐慌症。有需要的時候，甚至要會診身心科醫師，介入做心理諮商或是治療。然而醫師當得愈久，卻也越來越軟弱，看著病人躺在恢復室，卻連站起來走到病人身邊，問病人對剛剛發生的事有沒有記憶，我連這一點點的勇氣也沒有……。

夏

二十三個夏天

十多年前我決定移居東部，工作了幾年之後，又輾轉來到這個小鎮醫院。這座小鎮人口不過一萬人，放眼望去皆是稻田。在這裡我沒有朋友，但是只要有一台相機，有日月、有山川、有大地，在這邊生活，大概也不需要朋友。

後來我以「主動脈」爲筆名，開始在網路上寫痲醉醫師的憂鬱，內容大多是我行醫失敗的記憶，或是病人悲傷的故事。一開始這是一件挺難爲情的事，因爲這必需撰寫我內心最黑暗陰鬱而軟弱的角落，而醫者並不能有展現軟弱的權利。當讀者在閱讀這些文章時，他們就好像直接窺視到我內心某個並不想被碰觸的角落，就如同沒有穿衣服而被看見裸體似的。

爲了避免難爲情，一開始我隔絕了所有認識的朋友，但是在臉書上的化名實在太多了，我沒辦法一一過濾出哪個是我認識的朋友，於是漸漸失守防線，最後只好作罷……。

這件事情在《麻醉科醫師的憂鬱》一書出版之後，更爲變本加厲，我不斷被以前的同學認出來，高中、大學同學，甚至連小學同學都出現了。

我高中時跟一位女孩子很好，那一年夏天我去英國劍橋遊學，她是同班同學，正暗戀一位跟我同行的友人。於是我在旁邊幫腔幫她追我同學，雖然最後沒有成功，但是我們反而變成最好的朋友。

在國外的時候，人生地不熟，所以下課後，我們幾個同學就會聚在一起到處逛逛。我們曾經一起走過國王學院前的草皮，在悠悠的康河裡划船。我記得市中心有一處傳統市集，因爲我家並不富有，讓我到劍橋遊學已經很吃力，所以我在康橋時非常節省，每天吃最多的食物就是馬鈴薯，因爲只要二十便士就可以吃好大一盤，是我每天最主要的食物。

我之所以對那個市集印象深刻，是因爲我曾經在那裡買過一顆水蜜桃，那種東西在台灣很貴，很少吃到，在劍橋反而很便宜。有一天晚上，我還跟他們一起去看了一場電影，我記得門票是兩塊多英鎊，說不定票根我都還留著。

那一天晚上演的是《侏羅紀公園》，其實我那時候的英文聽力並沒有那麼好，整場

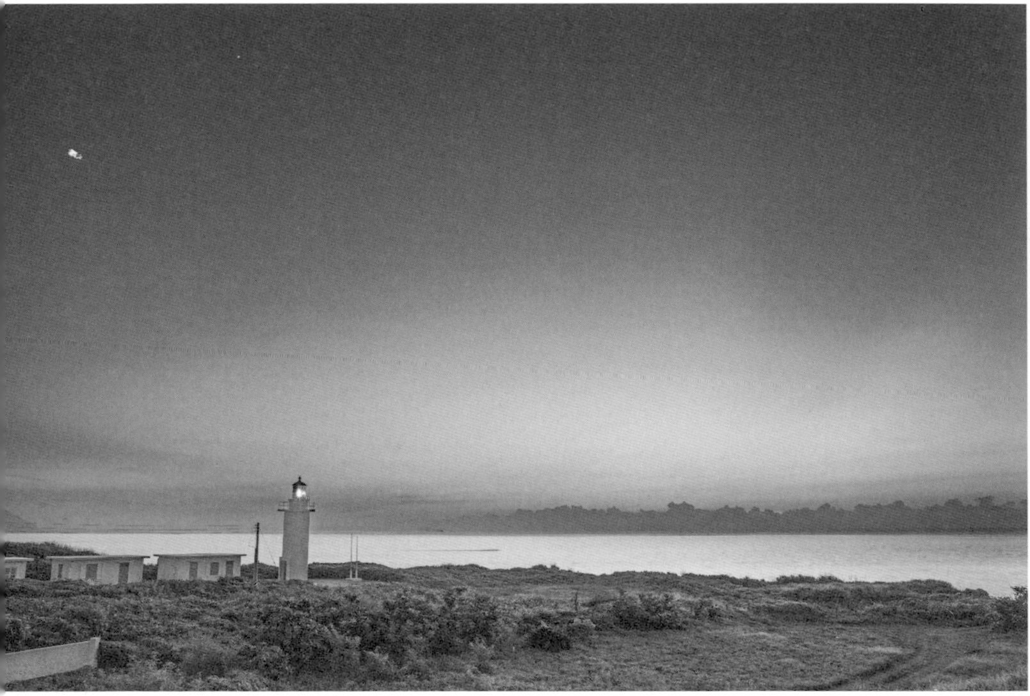

電影根本聽不懂在演什麼，只記得看到很多恐龍跑來跑去。那時只是覺得，都已經到了英國，就一定要在國外體驗看一場電影的感覺。儘管是看不懂，電影散場了，夜晚還有點冷，我踏在劍橋青石的街道上，霓紅燈亮了，那燈的顏色，直到今天我都還記得。

回到台灣之後，我們依然保持聯絡，書信往返，在那個升學主義掛帥的年代，壓力其實很大。每個星期最美好的事情就是收到她的來信，再將回信塞到她的掌心，好像調皮的學生在課堂上傳閱小紙條。這些信件伴我度過最青澀的青春，排遣了每晚夜讀時的枯燥乏味。

我後來生了一場病，需要時間調養，加上快要大學聯考了，升學壓力很大，我漸漸沒有能力回她信件，她以為我故意冷落她，我也沒有機會再作解釋，因而產生了一些誤解，我們逐漸失去聯絡。

這一分開就是二十三個夏天。

一直到《痲醉科醫師的憂鬱》出版了，我們才又在網路上重逢。我們開始在網路上互通訊息，才知道她已經定居到美國去了，現在已經是兩個孩子的媽。因為時差的關係，跟她聊天很痛苦，她起床的時候剛好可以跟我說晚安，我起床的時候，她忙著張羅孩子的晚餐。我們除了睡覺跟上班之外，每一分、每一秒鐘幾乎都在互通訊息。我有好多話想要告訴她，告訴她這些年來的夏天，或是讓她告訴我，那些我來不及參與的夏天的故事。我們一直聊天，以爲這樣就能夠彌補失去二十三年的空白，然而眞正失去的，並不能彌補。

她問我記不記得她的英文名字叫什麼，我不假思索地回答：「Alice」，我反問她：「那妳記不記得妳都怎麼叫我？」她竟然都不記得了。我說：「妳都叫我Nikon。」因爲她認識我的時候，不管到哪裡，我都背著一台Nikon相機。直到現在，我還是都背著一台Nikon相機，只是現在那台相機變得更大、更專業了。

我說：「妳寫給我的每一封信，我都還留著。」她覺得不可思議，甚至懷疑高中時，她眞的有寫信給我。她說：「高中生是有什麼好寫信的，應該就是罵罵老師或是同學吧？哪有那麼多話可以講？」我說：「那我寫給妳的信呢？」她已經不記得我曾經寫信給她。她說她年少的那些信件，在她嫁人後，母親整理房子時都丟了。

但是我不記得她念什麼大學，她說她念中山大學，我有點詫異。大學時，我還蠻常去中山大學的，我跟當時的女朋友常常沿著中山大學宿舍後面的山徑散步，然後去攀登柴山。山頂上有一座軍事用的雷達，坐在那裡可以眺望整個中山大學校區，以及西子灣的海灘。

現在回想起來，頗覺得不可思議。當我在山頂活動的時候，或許她正抱著書從校園的長廊走過，或是她正在圖書館的某個角落讀書，倦了時，會理了理耳後的髮，抬頭看了看窗外的山景，而我正從那一道山景走過……但眞實的情景是，我們儘管距離那麼近，卻再也沒有碰過面。

她說二十二歲大學畢業後，就到美國繼續深造，拿到學位後就留在那裡工作，幾年前結了婚，生了兩個孩子……。

我覺得有點遺憾，在那空白的二十三個夏天，她離開台灣的時候，沒能親自去機場送她；她結婚的時候，沒能給予她祝福，我甚至在她的孩子出世時，也沒能親手抱抱她的孩子，給予呵護。我錯失了她每一個人生的關鍵時刻，缺席了每個需要被祝福的場合，而我是多麼渴望在場。

然而所有久別的重逢都是令人悲欣交集的。我以爲我一直待在這個小鎭，其中一個原因就是希望不要被看見，就好像古剎佛寺都在深山，在那裡沒有外物的干擾，也就隔絕了所有的煩惱。我期待跟這些朋友相聚，同時我也害怕跟這些朋友相聚，就好像當我坐在診間裡，我就害怕門診的門被開啓。當門診的門一被開啓，就有病人走進我的生命，當有病人走進我的生命，我們就各自受苦，病人爲病痛所苦，我苦他們的病痛。

所以我們別見面好嗎？假若讓夏天繼續失落，我得不到妳的消息，就可以假裝妳在世界的某個角落，依然過得很好，那我的心就會永遠感到平靜。

那我們見面好嗎？當我們一見面，就註定了爲彼此神傷，在每個生命的重要場合，付出情感，而這付出的情感，是由憂傷與歡樂交織而成的。

種田方知父母恩

我成長於一個農家，家鄉就位於林邊溪沖刷而成的一片砂質平原上，距離林邊溪的堤防，大概只有五百公尺的距離。站在堤防上放眼望去，周邊都是一片農田，只有我們一戶人家，頗有隱居山林、忘卻人間情事的感覺。

奶奶說，有一次颱風堤防潰堤，大水漫漶到兩層樓高，大家還被消防艇救出來。那時候我應該還沒出生，或是小到還沒有記憶，完全不記得有這回事。可是我記得有一次，站在一處破了一個大洞的堤防邊往外望去，可能那時我還很小，覺得那是一個很高的眺望點，猶如懸崖。往下望去，太陽照著林邊溪的溪水金光閃閃，遠處有一戶養鴨人家，鴨群散落在波光粼粼的水中，看起來就是一個個小黑點，那一幅景象到現在我都還記得。

因爲是農家，所以我過著很清苦的生活。那時候台灣的經濟剛要起飛，我們家來不及搭上起飛的班機，砂質的土壤非常貧瘠，農作根本不足以讓全家溫飽。小時候，我每一餐都是吃稀飯，餐桌上也沒有配菜，就是一罐麵筋或是蔭瓜。我那時候還小，可能也不需要吃什麼，也不知道這樣吃是很辛苦的生活，就覺得世界上最好吃的東西就是稀飯配上蔭瓜的醬油，這樣就能溫飽。

有一回，大概是爸爸的朋友來訪，帶來了一些茶葉蛋。在那之前，我可能沒有吃過茶葉蛋，覺得那個茶葉蛋吃起來是前所未有的香，前所未有的好吃。因爲父親吃素，又在農田裡從事大量勞力工作，大概下午三、四點時，都必須吃些東西補充體力，奶奶就叫我帶些茶葉蛋到田裡送給爸爸吃。

我一手拎著準備帶給爸爸的茶葉蛋，另一手拿著吃到一半、捨不得再吃的半顆，走在田埂上。也不知爲什麼，那一天的田埂特別崎嶇難走，我竟然不小心，整個人掉到田裡去了，半顆的茶葉蛋也弄髒了。我看著那半顆的茶葉蛋，眼淚含在眼眶裡，幾乎就要掉下來。我小心翼翼地把茶葉蛋上的泥土抹去，還是吃了下去，因爲對我來說，那茶葉蛋實在是太稀有、太珍貴了。

後來父親爲了改善家裡經濟，向人借了一筆錢到高雄去做生意，老家就只有過年過

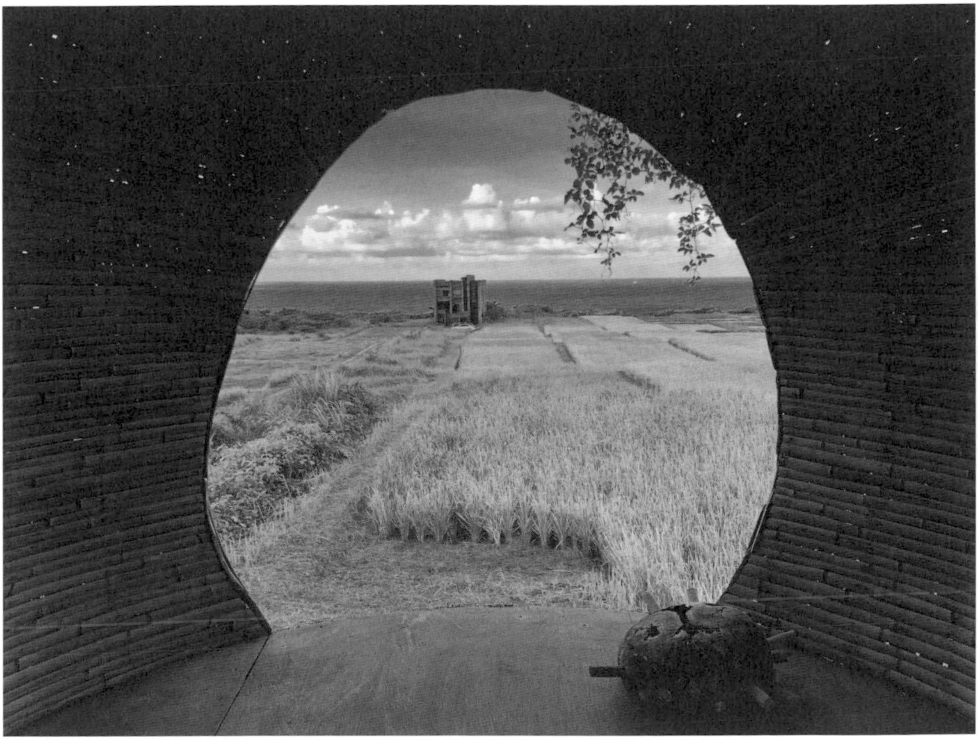

節才會回去。有一年大概是暑假，跟幾個堂兄弟回鄉下住了好幾天，奶奶一大清早四點半就叫大家起床，說要到田裡去拔草。她用台語說了一個名詞，我到現在都還記得，只是不曉得怎麼用文字傳神地表達。大夥赤足踩在田裡的爛泥上，彎下腰除去雜草。到了大概七點多，天氣越來越熱，越來越難耐，同時肚子也餓得七葷八素，奶奶才帶大家回去吃早餐，那時候全身上下都沾滿了田裡的爛泥，看起來非常狼狽。

另外一次，大概是春節回去過年，爸爸到田裡幫忙插秧。那時候很多農村已經都機械化了，可是我們家因爲沒有錢買機器，所以都還是靠人力下去插秧。父親爲了教育我，故意帶我到田裡教我插秧。我那時候小小年紀，彎一下腰就覺得腰痠背痛，太陽曬一下便覺得頭昏腦脹。那時父親最常對我說的話就是，「你不好好讀書，以後就會像我一樣辛苦」。秧苗插得歪七扭八，大伯看了非常生氣，斥喝我們鬧著玩，說我們插的秧苗都要拔起來重插。那時候時間已近中午了，我們就趁著這個機會溜回去吃飯，但是父親一直沒有回來吃飯。

後來家裡的經濟在父母親的努力下，漸漸有了改善。我運氣也很好，又有點小聰明，很會考試，後來竟然成爲醫者，但是我從來沒有忘記那段時間的生活。等我累積了一些財富，買了一塊地，蓋了一間房子，大概是幼年時住在整片農田裡的關係，覺得所謂的家，就是要有一個前院，前院有綠綠的草皮，種一棵松樹，然後跟著這棵松樹一起老去。

後來我將家裡多餘的房間改成民宿，父親又在附近買了一塊果園，為了提供客人新鮮自家栽種的蔬果，我開始學習做農事，打草、除蟲、施肥等等。打草的機器一台十幾公斤，夏天的時候草長得很快，兩、三個禮拜就要打一次草。我曾經算過，要把整個果園的草打完，大概要整整八小時，一整天下來，常常覺得四肢百骸痠痛得即將散架。而最可怕的是烈日，大概我平日整天都待在醫院吹冷氣，對曬太陽這件事只有很低的抵抗力，太陽常常把我曬得快要脫水、幾近昏厥；打草時飛濺起的泥巴、草漬更會弄得全身髒汙，猶若泥人，完全不像在醫院中的優雅工作。有時候我一邊打草一邊想，我整理兩分半的果園就常常弄得自己筋疲力竭，以前父親要負責好幾甲的土地，又沒有機器，他到底是怎麼辦到的？

我想要從事有機栽種，但是當周遭所有的農田都在噴灑農藥，只有我們家沒用的情況下，結果就是所有的蟲都飛到我們家來了。一開始我嘗試用生態誘捕的方式，可惜很快就失敗了。當蟲害嚴重時，我不得不使用少許的農藥。我開始分辨農田裡常見的害蟲：蚜蟲、粉蝨、天牛、金龜子，以及偶爾會長的枯葉病，也懂得什麼蟲、什麼病要噴什麼藥。儘管穿著了全身防護，噴了這些化學製劑，殺敵一千自損八百，噴完農藥，大概自己也跟著吸了不少，常常覺得頭昏，甚至作嘔，這些農藥能殺蟲，就能傷身啊！但是父親已經吸了一輩子。

一包大包的肥料有四十公斤，我雖然抬得動，但是走沒幾步路，就常常掉到地上拖行。抬這些肥料時，我常會覺得整個脊椎受力，發出喀吱喀吱、好像快要粉碎的聲音；而父親已經七十幾歲了，腳關節退化後常常拐著腳走路，但是他抬起肥料的姿勢仍然充滿力量，有時候我看到就覺得不可思議。

經過了一整個夏季，蔬果欣欣向榮，正是等待豐收的時刻，沒想到接二連三來了好幾個颱風。前幾個颱風還安然度過，沒想到最後一個颱風危害甚大，大多數的香蕉樹幾乎都斷了頭，枇杷倒地，芭樂樹被連根拔起，木瓜折枝，一整個夏季的辛勞，瞬間就被一個颱風完全摧毀。

我站在田裡看著這些殘骸，心裡發出深沉的嘆息。想說光要收拾這些殘骸，讓田園恢復生機，不曉就得耗去多少時間？耗去的時間並不打緊，我原本就不是靠這些吃飯，可是那些靠栽種維生的農民呢？這下沒了薪水，重新播種之後，又要怎麼過渡到下一個收成的季節？

雖然說農民過慣了看天吃飯的生活，永遠不會被打倒，但是直到現在我自己開始經歷這些，開始重複自己父親的人生，才深刻體會到這些艱難，父親已經經歷了大半輩子，也才曉得箇中滋味，也才明白，要養活一個家的父親，他的人生其實非常艱難。

不用一個愛字說愛

我來自一個非常傳統的農家，在那個家庭裡，男人像鋼鐵一樣，不能表達情感。

昨天傍晚下了班之後，閒來無事，突然間想要看看星空下的海，便一個人開著車往海的方向過去。從這個小鎮要到海邊，是一件麻煩的事，因為縱谷平原被海岸山脈所阻隔，想要看到海，必須開上四、五十公里的車程。我驅車往北邊駛去，在進入玉里鎮之前，右邊有一條岔路，轉個彎、沿著公路蜿蜒而上。經過山頂的隧道之後，再慢慢下行，繞了一大圈之後，就可以看到海了。

公路的終點是長濱鄉，這裡有花東少見的砂質沙灘，我偶爾會在這裡停留，踩踩沙子，但是我更常去的地方，是更往南邊去的三仙台。三仙台有一個大大的海灣，以三仙台為地標，是拍照最好的場景。

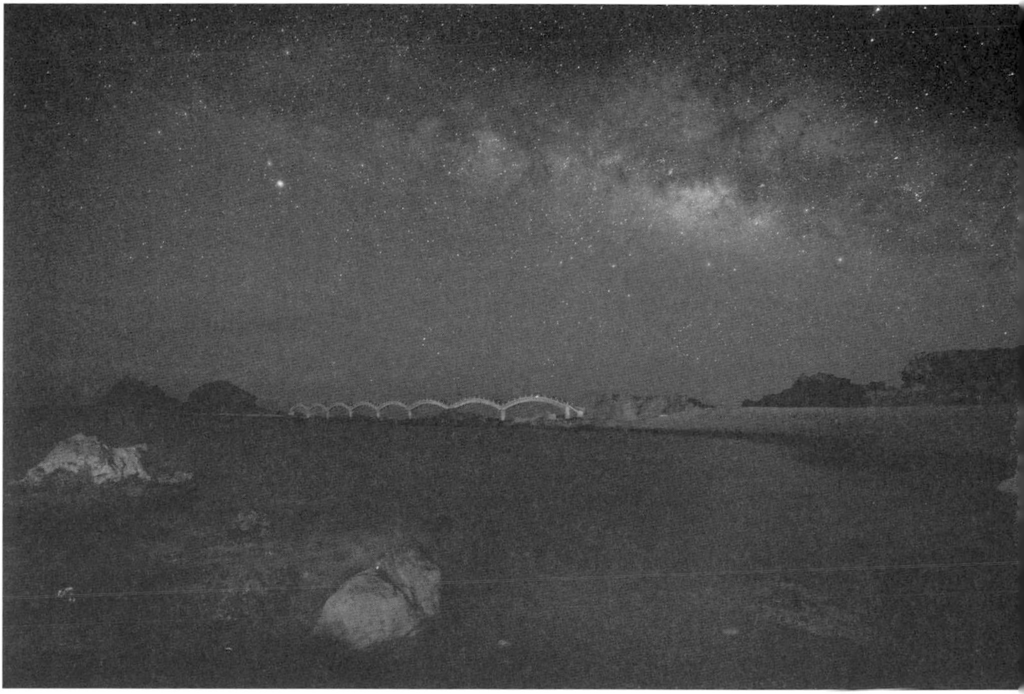

晚上的時候，三仙台少有人跡，偶爾會有幾名釣客打著燈。他們大多不會停留在海灣，會走過八拱橋到另一邊的海岸去釣魚，於是整個偌大的海灣就只剩我一個人，非常靜謐。遠處有漁舟燈火，天際有雲，雲上有星，我將相機架著長曝，一個人靜靜地坐在海灘上聽海潮音，就這樣度過了整個晚上的時光。

我回到宿舍時，已經將近午夜。我發現客廳的桌上有一串香蕉，便知道父親來了。父親因爲過慣了莊稼漢的生活，所以大都早睡，早上也很早起，宿舍裡沒聽到人聲，想來早已入睡。

他來了沒見到我，也不會打電話找我，因爲他知道我上夜班時並不喜歡接電話，因爲有時候忙起來又要接電話，稍微閃神就是一條人命；他沒見到我，大概以爲我上夜班去了。

我習慣晚睡，早上非得賴床賴到很晚、直到上班要遲到了才肯起床。我起來時，發現他已經走了。我這個地方沒事給他做，他也閒不下來，應該一早就又開車去花蓮，到我們家民宿去忙了。

於是他來了、又走了，父子兩人並沒有見到面，也沒有說到話，他甚至也沒留下一張字條，交代一些什麼事情，就好像只是把小鎮醫院的宿舍，當做他從屏東老家到花蓮途中的中途休憩膠囊旅館。

他沒有說一個字，但是留下了一串在屏東老家他自己種的香蕉。

鎮上最美的風景

關於這個小鎮的風景，關於夏天，關於秋天、冬天，還有春天，若你要我告訴你小鎮的風景，我想我可以花上一千零一夜的時間來告訴你。

從台九線南下，在進入池上鎮之前的右手邊，有一間土地公廟。有別於一般田邊小小水泥石塊堆砌而成的土地公祠，這裡有全台灣最大的土地公廟。土地公廟高約十公尺，佔地有兩、三百坪，它位居進入池上鎮之前的必經道路，所以儼然成爲池上鎮的地標。廟前有一大片農田，夏天的時候是一片綠油油的稻浪，秋天的時候有黃澄澄的稻穗，冬天休耕時是一片片的黃土，春天打田插秧前則是滿滿的油菜花，或是五顏六色的波斯菊。四時有四時的風景，非常好看，大多數的遊人路過此地，也都會停下來照幾張相片。

土地公廟因爲位在小鎮偏北方的位置，平常並不是一個觀賞日出的好地點，只有每年七月底的時候，日出太陽的位置恰巧落在小鎮最北方，霞光的餘暉才有機會映照到土地公廟這邊。這個時候剛好農民收割了第一期的稻作、放了水，在第二期稻作插秧之前，整個小鎮到處水汪汪一片，反射的倒影讓小鎮猶如一個鏡相的世界。

那一天，天氣預報颱風要來，知道颱風要來的前一天晚上，總是睡得不太好。颱風來臨前，天空的雲彩變幻多端，是所有愛好攝影人士心中最美的風景。於是心裡開始盤算著今晚要早點睡，明天該要早起看看日出，就好像隔日要出門遠足的小學生一樣，興奮得睡不著覺；或是又怕睡得太沉、起晚了，就錯失了只有颱風季節才有的美麗風景。於是整晚一直醒來看時鐘，深怕睡沉錯過時間，就這樣一直睡睡醒醒，搞得整晚明明早睡，沒做什麼正經事，卻也疲憊異常。

在這座土地公廟前，我有時候會遇到一對父女，父親帶著小女兒來拍照。這鎮上喜歡拍照的人並不多，這個鎮又小，大家多少都打過照面。父親拍照的時候，女兒就獨自一人在旁邊的田埂玩耍，或摘摘路邊的野花，或是在灌溉溝渠裡弄水。有時候女孩大概一個人玩倦了，覺得受到忽略、無聊，會噘著嘴、吵著要回家；父親因爲拍照受到了打擾，會大聲斥喝這個小姑娘別吵，然後兩個人就這樣拌起嘴來。最後拍照完成了，父女

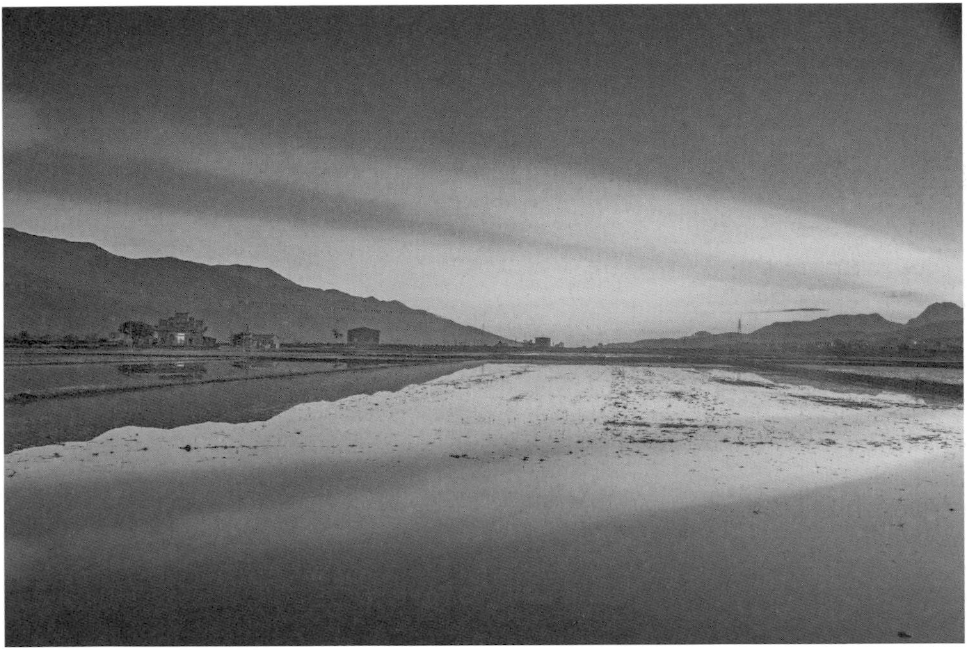

倆又會上演大和解的戲碼，父親用摩托車後座載著小女兒，一前一後地回家去了。像這樣類似的情節，我見過了好幾次。

我有時候覺得這景象是鎮上最美的風景，而這最美的風景，是相機拍不出來的。有一天當小女孩長大了，離家求學、工作，她還會記得這一段跟著父親出門拍照的日子嗎？當她回想起來，她會覺得甜蜜？還是仍然一樣覺得無聊、煩悶？或者是有一天，當父親已經年邁到走不動時，會不會換成是女孩帶著父親出門，看看這鎮上最美的風景呢？

死亡教我的事

山本小姐是我的臉友。有一陣子我們常在網路上聊天，後來我們在民宿見了幾次面。她有三個孩子，老大患有妥瑞氏症，常常會不由自主地發出一些聲音，或是出現肢體抽搐，難以控制的動作。

這其實也不完全算是一種疾病，只是腦部的荷爾蒙多巴胺分泌不平衡所導致，一般在青春期之後，症狀就會慢慢緩解。但是在求學的過程中，妥瑞氏症的孩子常常因爲不被了解，會遭到異樣的眼光，或是被同儕團體排斥，老師也會誤以爲是小孩子故意調皮搗蛋，甚至予以體罰。

有一次山本小姐跟我說，她知道她的小孩沒有什麼問題，她只是一個特別的孩子……她說這句話時，閃爍的眼神讓人知道她是一位多麼勇敢而堅毅的母親。

這一次她說她需要幫忙，有幾張健康檢查的報告要我幫忙判讀，於是寄了幾張報告給我。

我注意到這份報告的最上方，病人資料是一位三十八歲的女性。我心裡納悶了一下，覺得這個年紀的年輕人，正常狀況下不會特地去做身體檢查。果然如我所預期，第一篇抽血報告，沒有B肝，沒有C肝，肝功能、腎功能指數一切正常。第二篇是核磁共振報告，肝臟裡有兩顆腫瘤，肝臟局部節性增生（focal nodular hyperplasia），這是一種良性腫瘤，也不會怎麼樣。但是我心裡開始覺得怪怪的，一般懷疑肝臟有問題，都會用超音波檢查或是電腦斷層，很少用核磁共振，對肝臟而言，核磁共振是一種比較不準確的檢查。果然第三篇是超音波報告，但是也只寫著發現幾顆異質性的腫瘤陰影，沒寫什麼細節。最後一篇是腫瘤切片的病理報告，寫著肝癌。

我嚇死了，完全沒有預料到切片的報告是肝癌。一般而言，病理切片是最終、最精密的檢查報告，當然在很少數的狀況下，也有可能因爲人爲疏失看錯報告，但是只要切片說是肝癌，幾乎就八九不離十了。

電話那頭的山本小姐已經開始哽咽，心大概都亂了，說那是她的妹妹，才三十八歲，還有一個兩歲多的孩子，平常看起來人好好的，就突然被診斷出是肝癌……。我介紹了幾位業界有名的外科醫師給她，請她趕快帶妹妹去處理。

外科醫師說腫瘤太大顆了，手術切除的話，剩下的肝臟太小，病人會因肝臟衰竭而死亡，只能做肝臟移植或是栓塞。她們問外科醫師這樣算不算是癌症末期？外科醫師低頭不語……。

她叫我告訴她實話，她想要知道實話……其實我那時候看到報告就已經知道不妙，本來要給她一些暗示，但是覺得我只是一名麻醉科醫師，對這種疾病其實不若外科醫師了解，而且我也沒有看到病人，要憑幾頁書面報告就下診斷，實在太過武斷；萬一說錯了，讓病人徒增擔心，於是覺得這種事情還是由外科醫師解釋比較好。

單一顆的肝臟腫瘤還可以手術切除，兩顆以上的肝臟腫瘤，其實表示整個肝臟已經都是瀰漫性的肝癌細胞了，甚至已經有遠端的轉移。這種狀況若要手術，只有肝臟移植一個方法，但是要在這麼短的時間找到一個適合移植的肝臟，幾乎是不可能的。大多數的病人都在等待的過程中死亡，而且移植成功的機率極低，預後非常不好，而血管栓塞一般只能控制腫瘤的大小，只是延長壽命的一種方式，根本無法痊癒。在這樣的狀況下，就算不是癌症末期，也離癌症末期不遠……。

她說，她的妹妹一直全身顫抖，她們兩個抱在一起哭泣。妹妹說要回家看看爸媽，直說以前應該更常回家探望爸媽才對。妹妹也要姐姐以後常常回家看看爸媽，就算沒有

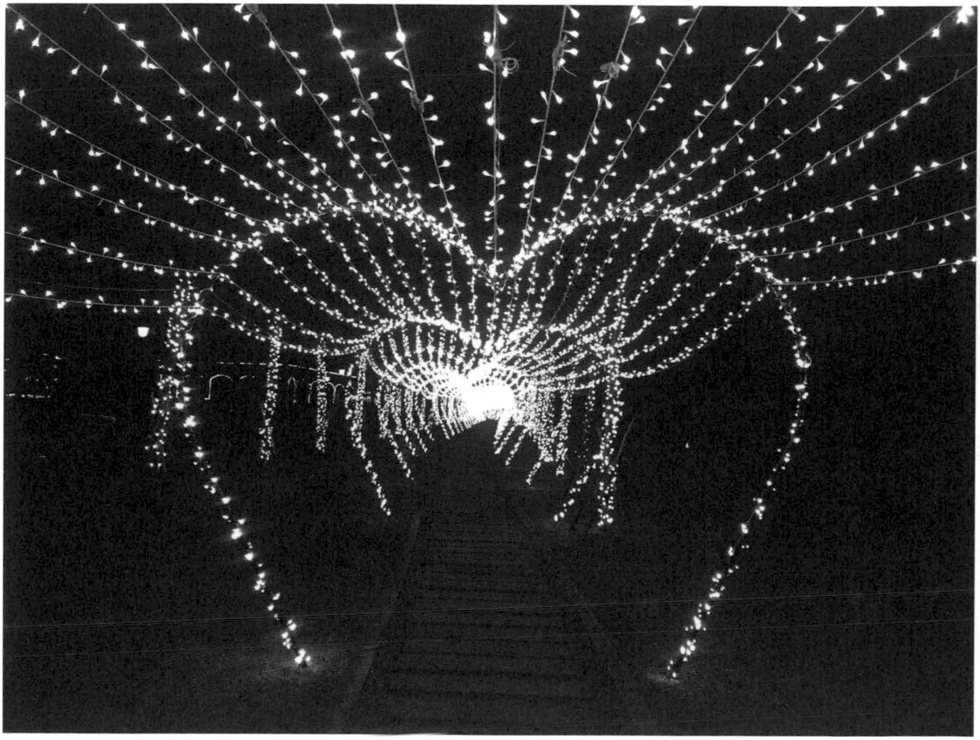

事情，回去走走也好。

她問我，假如捐肝給妹妹會有什麼影響？捐肝的人大概會有百分之一的死亡率，最主要的原因是捐出一半的肝臟後，假如剩下的肝臟太小，不足以負荷原本身體的代謝，捐贈者也會產生肝衰竭而死亡，但是肝臟本身會慢慢長大，只要撐過急性期，並沒有長遠的後遺症。她說，那又要引起另一場家庭革命。

我說過她是一位堅毅的母親，只要有一點點的機會，就算是機會再怎麼渺茫，她也會想要試試看。但是她也有自己的先生、孩子，她想要用自己的命跟自己的家庭去賭另一條命跟家庭，這需要多大的勇氣？

我曾經有一位病人需要肝臟移植，他有兩個小孩也都配對成功，於是小兒子決定要捐肝救爸爸，本來一切都已經安排妥當，就在手術的前一天晚上，小兒子的太太跪在我們面前，請我們不要開刀，不要取走她先生部分的肝臟去救她的公公。她也有自己的小孩，她不能冒著失去先生的風險，也不能讓自己的小孩沒有爸爸。

後來那位病人肝臟衰竭死亡。有時候我覺得人生是一件很殘忍、很令人疑惑的事情。假如你知道你的肝臟是你父親存活下來的唯一方式，但是因爲某些因素你卻沒有作爲，然後父親死了，你會後悔沒有捐肝嗎？會不會有道德上的譴責？接下來的人生，到底要怎麼才能過得下去？有些事不知道也罷了，但是知道了，又要怎麼假裝不知道？沒有十足的把握，千萬不要接受基因檢測配對肝臟移植。

她說她還有一個弟弟，但是弟弟已經離家很多年了，都不跟家裡聯絡，原因是跟父母處得不好。她說她的父母是嘮叨了一點，但是這一切也都是出自於愛。弟弟受不了父母碎念，就離家出走了。她也不明白，爲什麼明明彼此相愛的人不能好好相處？母親跟她要弟弟的聯絡電話，好幾年沒有聯絡，接到媽媽的第一通電話，是要弟弟回家看能不能捐肝給妹妹，她的弟弟應該會瘋掉。

我暗示她不要這麼做，因爲手術成功的機率應該很低。再來，因爲我是疼痛科醫師，當然也因爲我是疼痛科醫師，所以我的意見非常偏頗。我看過很多癌症末期的病人，所以在疾病的末期我傾向放棄延長生命。我一直以爲死亡並不是最可怕的，不能好好的活著才是。死亡令人不捨，但是不能好好活著，其所承受的苦難，遠遠超過生命所能負荷。

於是我發現要「成爲一名醫者」跟同時「成爲一個溫暖的人」，彼此就是一件互相違背的事情。我期許自己是一個溫暖的人，永遠給人希望、愛還有陽光，但是眞正的實情是，我常常讓人哭泣，對著病人說：「這手術的死亡率很高……。」讓他們失去希望，或是對著癌末的病人說：「我們已經沒有辦法治癒你的疾病，只能給你止痛。」我知道只要是人，總有一天都必須面對這種處境，只是或早或晚，但不管是早還是晚，都還是快到讓人措手不及……。

她問我，她還能做些什麼？我說妳已經做得很好了，妳只需要陪伴妹妹，給妹妹一些擁抱，然後說愛，在死亡的面前，教我們如何說愛。

同情

病患是一名上食道癌的患者，轉移之後，癌症細胞吃到左邊臂神經叢，產生劇烈的神經痛。他的左手已經抬不起來，只剩下幾個指頭稍微能動，肩膀的肌肉也都因爲沒有辦法運動而嚴重萎縮。他說他痛到沒有辦法平躺，必須一直向前彎著身子才會覺得好一點，也因爲沒辦法平躺，所以幾乎沒辦法睡覺。

我看了他的症狀，覺得大概頸椎第五條神經被癌症吃掉了，我建議用熱凝療法把神經燒掉，神經破壞後，疼痛至少可以減輕，但是那隻手可能就永遠舉不起來了。但是就算我不燒掉他的神經，神經被癌症細胞侵蝕之後，只會越來越嚴重，手也就舉不起來。癌症到了末期之後，能做的都是破壞性的止痛療法，只要不痛就好，功能已經不是那麼重要。

但是他說不要，他想要保存那隻手僅存的功能，每天就用另一隻手拉著左手一直復

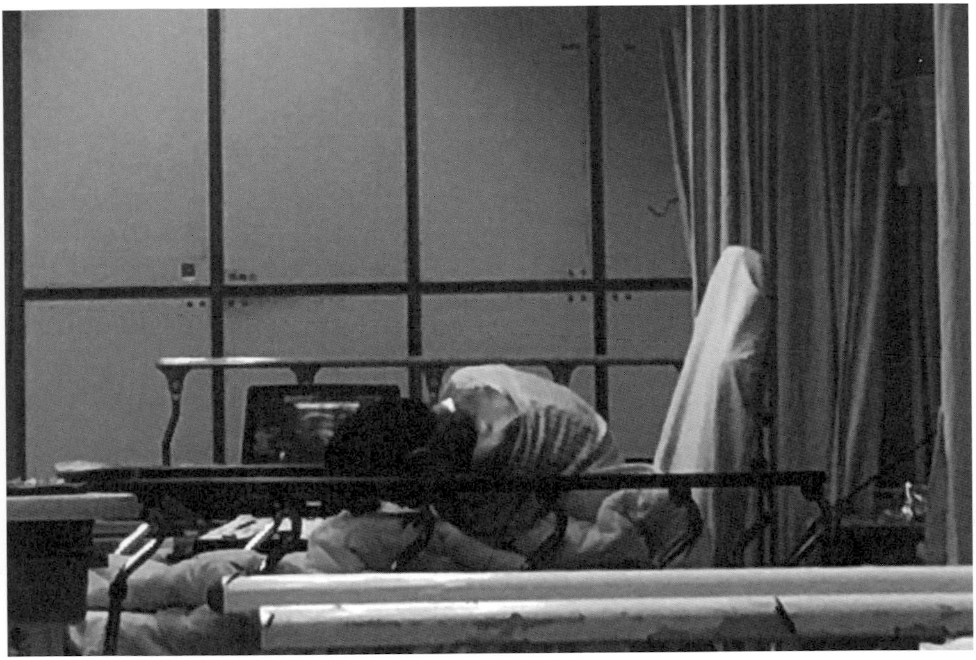

健，但是其實完全沒用。

我有時候不明白，為什麼他寧可忍受疼痛也不肯放棄那隻手的功能？是不是藉由這樣一個不放棄的程序或是儀式，可以向死神宣示他的時間還沒有走到盡頭，他還很努力活著，不能奪走他的生命？或者是每天努力復健，就有一個希望、一個生活的目標，就可以不用輕易地死去？

我只好幫他做神經阻斷術，用局部麻醉劑把頸椎第五神經麻醉，看他會不會好過一點。我問他打完針之後藥效可以持續多久，他說可以好三天左右，至少那三天他可以睡一下。

於是每隔幾天，我就幫他治療一次。我發覺他左邊的臉頰慢慢腫起來，可能是上腔靜脈症候群（SVC syndrome），意思就是腫瘤已經侵犯、壓迫上腔靜脈，導致頭部的靜脈回流受阻，整個臉就會慢慢地腫起來。最後或許會壓迫到呼吸道，患者會像溺水一樣，吸不到氣。我已經預見了他的死亡是漫長而痛苦的常態，而我寧可不要知道。

打完針之後，大概疼痛得到一些緩解，或許他也真的累了，他就以一種很奇怪的姿勢，倚在床欄邊緣睡著了。

我看著這些病人以一種受盡折磨的方式，每天不斷地逼近死亡一點點，實在想不出辦法來安慰他們。甚至有時候我會希望他們早點死去，死了之後，是不是就再也不會痛了？當這種想法一浮現在腦海，我立刻感到慚愧，直覺好像不應該有這種想法。我們之所以想要成爲醫師，目的不就是要幫病人續命，爲什麼我反而會由衷地希望病人早點死去呢？

或許面對癌末的病人，本來就沒有任何話可以安慰他們。醫者跟患者本來就站在不平等天秤的兩端，我正值壯年，而他已經在死亡的邊緣，所以不管說出什麼話來，都像是耳邊吹過的風一樣。

而遇見這樣的病人，覺得悲傷，是人類出於同情憐憫的天性，或者是出於一種對疾病的恐懼？有一天或許我也會生同樣的疾病，得到同樣的遭遇，到那一天時，我也需要一位醫者來幫我治療嗎？

那一天我突然心血來潮，想要到病房去幫病人加藥。

一般我都會在恢復室幫病人做疼痛治療，一方面是某些疼痛治療具有某種程度的危險性，在恢復室有急救設備，人員熟悉，相對比較安全；另一方面是做完治療後，病人可以在恢復室稍微休息一下，觀察有沒有副作用。

那一天我只剩一個癌末的病人要加止痛藥，因爲只是要加藥，風險不高，爲了節省輸送中心送病人到恢復室的時間，我決定自己到病房幫病人加藥。

我問護理長說，有沒有二十五歲的護理師姑娘願意跟我到病房幫病人加藥，但是在這種偏鄉地區，因爲護理人力缺乏，護理長就直接拒絕了我的要求，而且重點是恢復室的姑娘也都超過三十五歲了，但我寧可當她們都正值二十五歲。

我以爲護理師姑娘陪主治醫師去查房，就好像某些重要的場合，諸如婚宴、喪禮或者是一場過於嚴肅的會議，有女孩一同陪伴出席就好像調柔劑一樣，總是能夠軟化現場僵凝嚴肅的氣氛，帶來溫馨安定的效果，更甚者，帶來勇氣。

面對癌症末期的病人，尤其爲是。

我時常在心裡演練無數的場景，盤算著等一下要如何說話，才能讓病人覺得不受到傷害。

有一次實習醫師打電話給我，說病人希望我幫他疼痛治療，其實那一天我正好休假，在家裡的院子忙著，因爲住得離醫院很近，想來也沒重要的事，就去醫院幫病人打針。因爲我跟這些病人都熟識，所以也懶得換上醫師袍就直接到醫院去。

病人看我穿著便服前來，開口就問：「你今天休息啊？」

病人大概是嗎啡吃多了，或者是太虛弱了，看起來有點嗜睡，語意不清，我誤聽成「他想要休息」，就反問他：「是不是想要休息？」

我一開口就後悔了，在癌末的病人面前，好像不應該提到「休息」兩個字，我好怕他回答我：「他想要永遠地休息了……。」

於是他開始說他好想要休息，疼痛弄得他沒有辦法好好休息，他一翻身，就會感到疼痛，無法久站，也無法平躺，當然也沒辦法好好睡。

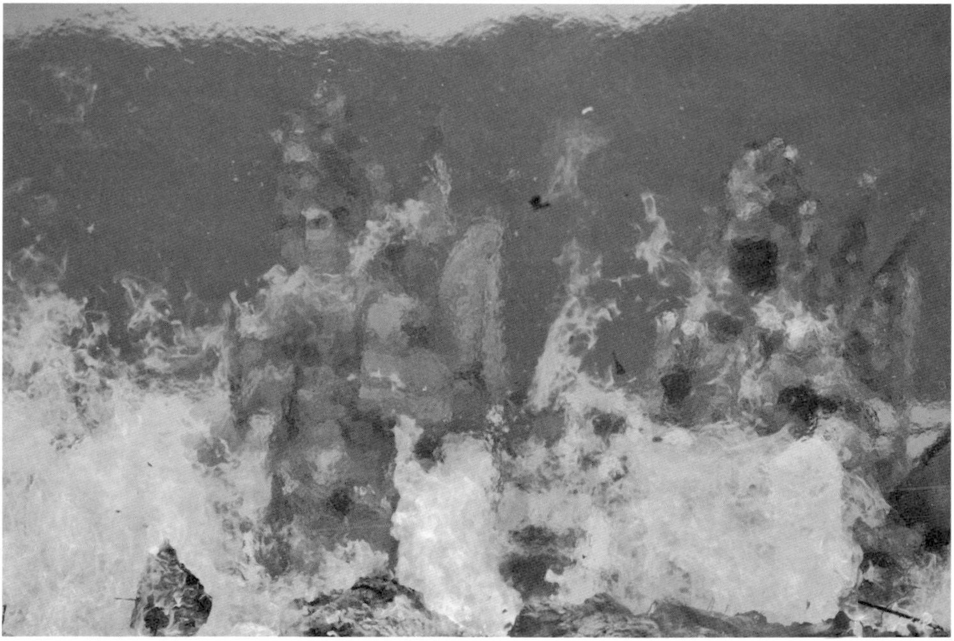

他說他已經住院住一個多月了，從一開始來九十多公斤，到現在瘦到剩七十幾公斤，還問我這一次是不是出不了院了？

其實他並不是我看過最嚴重的疼痛患者，我覺得他的狀況其實是可以出院的。安寧照顧的最高境界，應該是要讓病人無痛地在家裡往生，而不是在醫院裡走過人生最後一段。人生的最後一段時間一直待在醫院裡，豈不是很可惜嗎？但是這些病人都寧可待在醫院裡也不願意出院。大概是出於對疼痛的一種恐懼，假如萬一在家裡突然痛起來，求助無門時該怎麼辦？

他所問的每一個問題，都讓我無法回答，接著他又說了一句更讓我感到恐懼的話，他說：「我很信任你……。」

我知道癌末的病人很依賴醫師幫他止痛，但是我聽了這句話只感到不寒而慄。

今天假如是一位車禍創傷、命危的病人需要手術，然後家屬告訴我他很信任我，那我就會充滿自信，用一種很堅定的眼神告訴他請他們放心，我會盡一切力量把病人從地獄門口帶回來，但是今天是一名癌末的病人，只會讓我感到慚愧。

疼痛治療有所謂的邊際遞減效應，意思就是第一次的疼痛治療效果最好，接下來會開始遞減。其中一個主要的原因，就是隨著疾病的進展，疼痛會越來越嚴重，最後失去控制。而我能做的非常少，有些病人最後只能用嗎啡或鎮定藥物讓他睡著，然後說服彼此，你走得非常安穩，所以我實在愧對「我很相信你」這句話，我幫不了病人什麼。

在走進病房之前，我都必須先深吸一口氣才有勇氣走進去，那裡就好像人間地獄，病人正在其中受苦，而我一旦走進了病房則是心裡開始受苦。在疾病的面前，我與病人身心各受其苦，當我離開之時，我都會再歎一口氣，就好像剛從地獄歸來。

代價

身爲醫師，每當你知道一個病人背後的故事，都是要付出代價的。

來麻醉前評估門診的是一位年輕貌美的姑娘，她看起來容光煥發，不像是需要手術的病人。果然她說要開刀的是她的妹妹，但是妹妹不方便前來……。

一般沒親眼看到病人，無法評估病人生理狀況的情形下，是不能簽署麻醉同意書的，但是在鄉下地方，總有各式各樣的理由讓病人無法來到醫院，像是病人重病、臥床無法移動、租不到復康巴士，或是家裡沒有電梯、無法下樓等等。遇到這種狀況，有時候也只能睜一隻眼、閉一隻眼，盡量給病人方便。

我看了手術同意書上寫著要做腰椎腹腔引流，一般需要做這種手術，表示腦部可能受過傷或是開過刀，腦脊髓液過多導致水腦症，所以需要從脊椎放一條引流管到腹腔，引流過多的腦脊髓液，如此就可以降低腦壓。於是我問了幾個簡單的問題，問她的妹妹有沒有動過什麼手術？她說妹妹有腦部腫瘤，曾經開過刀，這也都在大概可以臆測的範圍，但是接下來她所說的，眞是讓我瞠目結舌。

她說妹妹的肺癌轉移到腦部，腦部的腫瘤切除了，但是現在肺部卻又滿滿都是癌細胞了，正在接受化療。

我露出不可置信的表情，轉移到腦部，表示妹妹已經是癌症末期，這樣的治療跟手術根本就沒有意義。而且手術要自費十幾萬元，對一名即將死亡的病人，多一次手術只是多一次痛苦，花費那麼多錢也沒有辦法治癒疾病，我覺得實在是不値得，不禁脫口而出：「你妹妹爲什麼還要開刀呢？」

可能是我太直接了，家屬也嚇了一大跳，她回道：「可是外科醫師說，手術可能會讓妹妹舒服一點……那……醫師的意思是都不要再治療了？」

家屬其實很明理，於是我們兩個就這樣聊起來，開始討論癌症末期到底要不要接受化療。我說：「對啊！假如是我，我應該不會再接受治療了。像這類癌症末期的病人，做化療延長壽命，豈不是多活一天就多受一天苦？更何況還要接受手術？

「醫師！你會不會太悲觀了……？」家屬這樣回我。

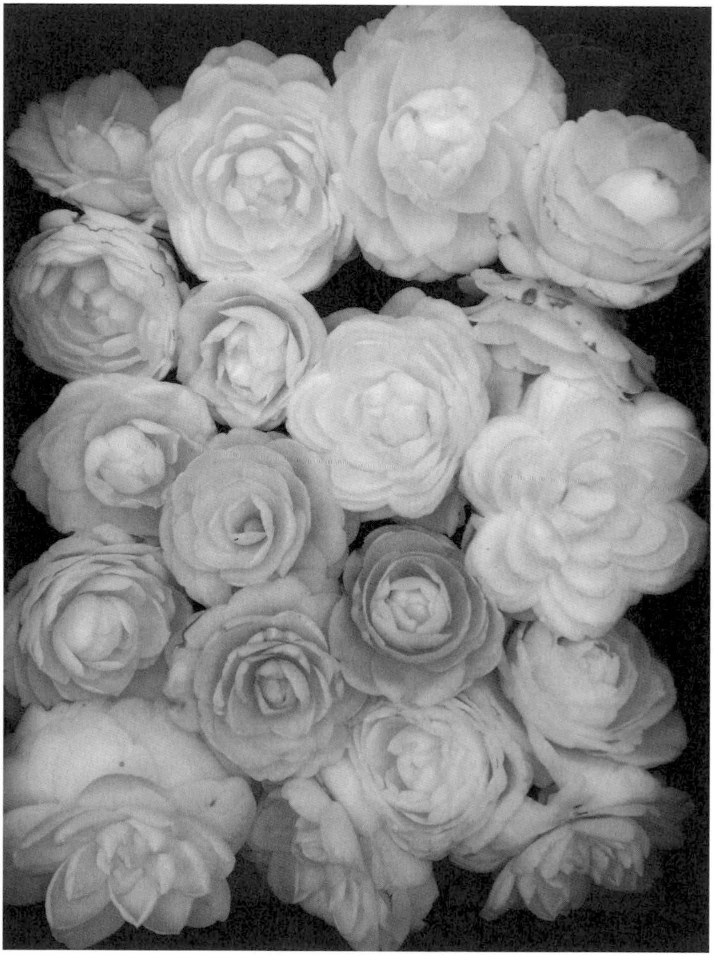

一般肺癌對化療藥物反應極差，大部分都沒效，有些病人甚至會提早死於化療藥物的副作用，就算有效，也只是多活幾個月的壽命而已，而且多活的那幾個月得不斷進出醫院，毫無生活品質，假如是我，我寧可不要那樣活著。

「可是我妹妹已經多活兩年了……。」

「那她運氣眞的不錯，可能對化療藥物的反應很好吧！我很少遇到肺癌可以活那麼久的！表示你們眞的把她照顧得很好……。」

我突然意識到，家屬對於未來的治療有很積極的期待，於是我開始順著她的話講，以避免引起不必要的衝突。我看她也沒幾歲的樣子，想來妹妹更是年輕，家屬不想放棄也是可以理解。我有時候也會懷疑，到底面對這樣的家屬是要說實話好？還是順著她的意好？是否說些她想聽的話，會容易一些？

她要離開診間的時候，我又說了一句：「假如妹妹活得很痛苦，就不要再治療了……。」

「不會！她不會活得很痛苦……。」

她眞的不會活得很痛苦嗎？其實我很懷疑，雖然我沒有看到病人，但是假如她活得不是很辛苦的話，至少她要像個正常人，生活可以自理，那她就可以自己來醫院，但是她沒有來。這表示某種程度上，她的疾病已經使她失能，需要依賴他人照顧。而照顧她的人，或多或少都會犧牲自己的生活品質，甚至有時候爲了照顧病人，必須辭去工作，成爲全職的照顧者，失去自己的人生。當然我也知道，在愛的面前，家人一定願意自我犧牲，但是若換成我，我卻不願意以這樣的方式活著，而讓別人犧牲，若是必須拖累別人的人生，我寧可早一點死去。

而且已經兩年了，兩年應該已經到了醫療的極限，所以才會出現不適，需要手術，而手術眞的可以讓病人舒服一點嗎？我有時候會懷疑不斷接受治療，到底是病人掙扎地想要活下去？還是家屬需要病人活著，捨不得這樣一個年輕的家人死去？所以一定要拚搏到最後一刻爲止？

有時候我也會覺得自己怪怪的，爲什麼我是反過來勸病人放棄治療？這樣豈不是希望病人早點死去？而我之所以成爲醫師，不是應該要鼓勵他們，給他們生存跟對抗生命的勇氣？

我自己沒有足夠的勇氣，大概是因爲我已經看過了太多的死亡，對人生戀無可戀，所以並不想掙扎地活到明天。我以爲人生終有結束的時候，死亡並不可怕，更何況在我的心中，人永遠都不會死亡，那些早逝的生命，都會在我們的心裡以另一種生命的型態活著、懷念著，而肉身怎麼活著，才是令人覺得可怕的地方。一直無謂地延長生命，對我來說並沒有太多意義，重點是我們怎麼在有限的人生中，學習如何對所愛的人說再見。

而身爲一名醫師之所以痛苦，就在於當這些病人告訴你他們的故事之後，你的人生就再也沒辦法回到從前。你沒有辦法假裝不知道，你只能看著他們死亡，或者是想像著接下來他們會如何死亡，而每一個、每一個死去或是即將死去的靈魂，他們所說的話會一直縈繞在你心中，就好像在你的心裡刻下一道道的傷痕，讓你無法忘懷。

知道病人背後的故事，並不是一件有趣的事，知道他們背後的故事，往往是要以悲傷付出代價。

有時候在門診裡，病患告訴我他們的心裡話，這些話跟我的生命經驗產生了連結，讓我想起一些陳年往事。我有一個箱子，裡面裝著一個女孩寫給我的信，儘管後來不知道又談過了幾次戀愛，最後才發現，有些人在你的生命裡是完全沒有辦法被取代的。

病患是一名五十多歲的女性，舉止打扮優雅，談吐溫柔得宜，非常和善。她因爲肩膀痛及頸椎椎間盤凸出來看我的門診，做了治療之後有所好轉，說要複製X光片帶回去附近的診所做復健。

她要走的時候，突然問我說：「醫師，你們大多數的醫師是不是都跟護理師在一起？」接著她開始聊起她的兒子，她的兒子是我的學弟，現在是實習醫師，目前跟一位護理師交往。

她說七年前兒子重考的時候，認識了一個女孩，也是重考生，大概因爲一起念書而產生了感情。接著，她開始抱怨那個女孩，嫌棄她的學歷太差，重考還只是考上護理師，而且爲了跟她的兒子交往，還故意選同一間學校就讀，從西部追到東部來。兒子從來沒有交過女朋友，就一直被那個女孩牢牢套住。她形容女孩充滿心機，有一次她參加一個活動，沒想到女孩的母親也參加同一個活動，還故意跑來跟她打招呼，儼然一副親家母的模樣。

接著她開始形容護理師的工作型態：生活極不穩定，又要輪三班，沒辦法好好照顧家庭，生小孩之後大多無法兼顧工作，多半會變成全職的家庭主婦。她說女人不工作就會跟社會脫節，變得乏味。她還說她不明白，爲什麼兒子不選擇藥師或是老師？

於是我發現，我的學弟正在重複我所經歷過的人生，而眼前的這位母親，正在犯我母親曾經犯下的錯誤。

念大學的時候，我跟一個女孩子在一起，母親反對我們交往的第一個理由是，她也是醫學系學生。她根深柢固的傳統觀念認爲，女醫沒有辦法兼顧事業與家庭，認爲男主外、女主內的家庭才會幸福。所以她也認爲老師是最好的選擇，還有寒暑假可以照顧小孩。

我當時簡直後空翻好幾圈。我有很多同學，他們注重家世或是基因遺傳，非女醫不娶；而且那不過就是一個職業，一個人值不值得去愛，跟她做什麼職業並沒有相關。

母親反對的第二個理由是，我有一個罹患精神分裂疾患的舅舅，當時的女友則有一個罹患精神分裂疾患的妹妹，她認爲我們兩個在一起，將來生下來的小孩一定會有問題，但我對還沒發生的事情從來不擔心。

最嚴重的導火線是有一年夏天，我跟女友一起去參加營隊活動，我去學攝影，她去學文學寫作。營隊結束後，我們多留在台中兩天、四處走走，她的父親因而勃然大怒，打電話到我家要人，被我的母親接到。他們兩個到底在電話裡講了些什麼，沒有人知道，我只知道母親因此變本加厲反對我們交往。

那時候母親戲稱我是monkey boy，意思就是我只是個猴子一樣的小孩，卻學大人談戀愛。我覺得她應該可以說出一百零一個理由反對我們在一起。對她來說，選擇一個伴侶，就好像是去大賣場挑選商品，必須要考慮很多的現實，才能面面俱到。當每個面向都考慮清楚之後，人生才不會那麼辛苦，才會幸福。但是對我來說，其實只要有一個理由就夠了，就是我愛她，當愛夠的時候，人生就不會辛苦。

那時候，雖然我知道父母的價值似是而非，但是母親的反對當然不可能完全沒有作

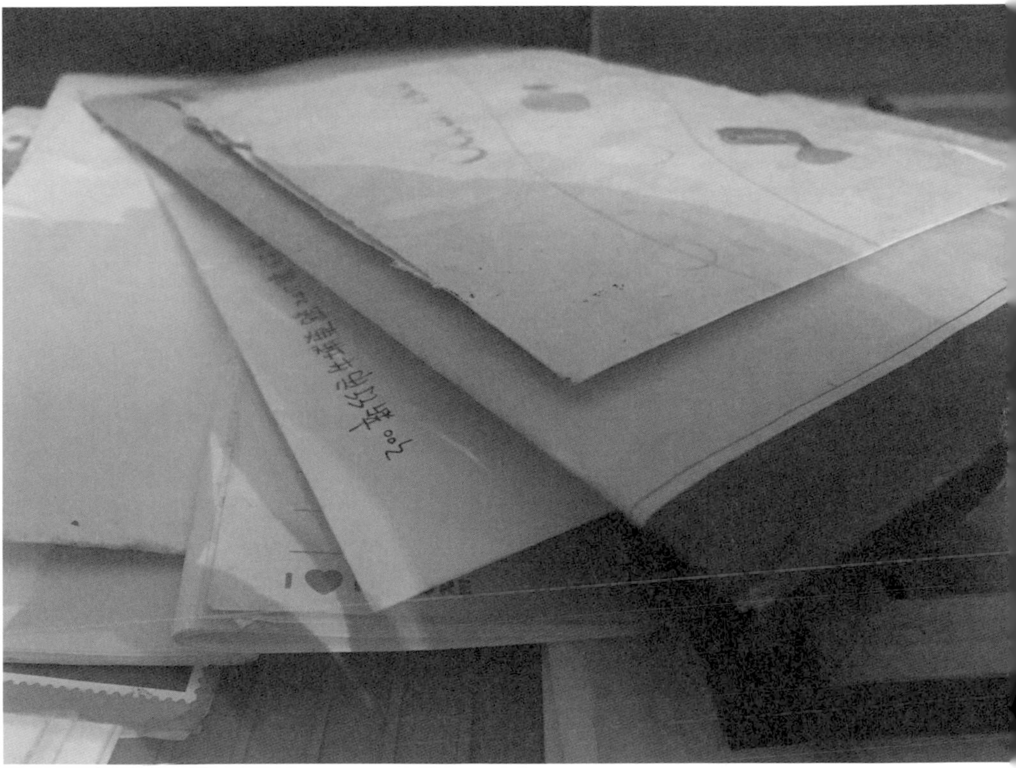

用，尤其是在我那樣的家庭。我成長於一個很困苦的家庭，我知道母親是怎麼樣犧牲自己的人生，才有辦法把我養大，所以我不得不尊敬她；但是我同時也憎惡她犧牲自己來養育孩子，因爲我沒有辦法像她這樣，我沒有辦法犧牲自己的生命來符合她對我的期待以及安排。我們因而變得疏離，這讓我們兩個都很痛苦。

在那種氛圍之下，我在父母還有那個女孩之間，不斷彼此傷害，消磨熱情，幾年之後我累了，我們最終還是分開了。分開之後，我將她寫給我的信件用一個箱子裝著。這幾年我搬了好幾次家，不管我到哪裡，一定會把箱子帶走。儘管我一直把箱子帶在身邊，卻再也沒有打開過，我把自己的青春、心，還有那些信件永遠埋葬了。

於是我看著眼前的這位母親，心裡想著自己的母親。她們都焦慮著用一種自認爲是愛的方式在愛自己的孩子，而沒有想到孩子是不是適合用這樣的方式被愛著，這樣的愛是不是也同樣帶來傷害？她們並不明白青春可貴的地方，就在於自己決定自己的人生，然後不管是好是壞，一切由自己承受，而不是一直要我們複製她們的人生，活在她們的價值觀裡。

父母最重要的任務其實是陪伴、支持還有祝福，假如人生過得不如己意，我們還是會有力量可以度過人生壞的那一面。

但是關於這一切愛的故事，都已經來不及被了解，我不知道是出自一種安慰母親的心態，還是根據自己過去的人生經驗，我似笑非笑、臉部僵硬，因而恨悠悠地說：「你放心！時間到了，他們自然就會分開了……。」

每個人都有相同的人生

朋友打電話來，叫我一定要去看《六弄咖啡館》，說那是屬於我們那個時代的故事。

電影上映的時候，我在關山鎮上班，住在小鎮，想要看電影是一件大事，因爲最近的電影院離我大概有五十公里。有時候下班後覺得無趣，開一小時的車程到市區去吃一碗拉麵，再看一場電影，或者是到誠品書店看一本爛雜誌，再到旁邊的星巴克喝一杯咖啡，就覺得好像出國遊玩一般盡了興，是殺時間最好的方法。

我一開始看這部電影就覺得後悔了，我以爲電影的主題圍繞著一句話「每個人都有類似的青春，但是卻有不一樣的人生」，於是隨著電影的劇情，那些已經遺忘的，想要遺忘的，不會遺忘的情感，不斷被挑起而翻湧出來。

電影用倒敘的方式，描寫高中生畢業後的遠距離戀愛。然後我發現裡面的情節，或是類似的情節，或多或少都發生在自己的人生。其中一幕是男孩、女孩一起吃冰，男孩爲了捉弄女孩，故意只跟老闆叫了一碗冰，但是只要一支湯匙。我記得那時我在台中讀書，女孩在高雄讀書，我們假日約會的時候，會到旗津的渡船頭。渡船頭前的冰店可以不斷加冰，讓一碗冰看起來就像是臉盆一樣大，那時候我還一副很正經的模樣跟女孩討論，爲什麼我們明明只叫一碗冰，但是老闆卻給我們兩支湯匙，一碗冰不是就應該只給一支湯匙，這樣我們就間接接吻了……。

那時還沒有手機。學生時期實在有夠窮，每一分省下來的錢，就是去買電話卡，然後每天晚上時間一到，就去宿舍的樓梯口搶公共電話。書桌的抽屜裡，很快就充滿各式各樣用過的電話卡，有一陣子還以收集不同的電話卡爲樂趣。再來就是省下錢來買車票，當時也沒有高鐵，要坐很久的車才能見上一面，因爲沒有錢，也不能常常回去。

有一幕男女主角吵架，男孩給了女孩一捲錄音帶，意思是當她思念的時候，聽錄音帶，當她需要的時候，男孩都在，但是女孩卻嘶吼地回說：「你都不在……。」

其實我也都不在，她也都不在。聚少離多，當時沒有臉書動態可以追蹤，沒有FaceTime可以視訊，在每個需要彼此的場合，我們都缺席了，嚴格來說，我並沒有參

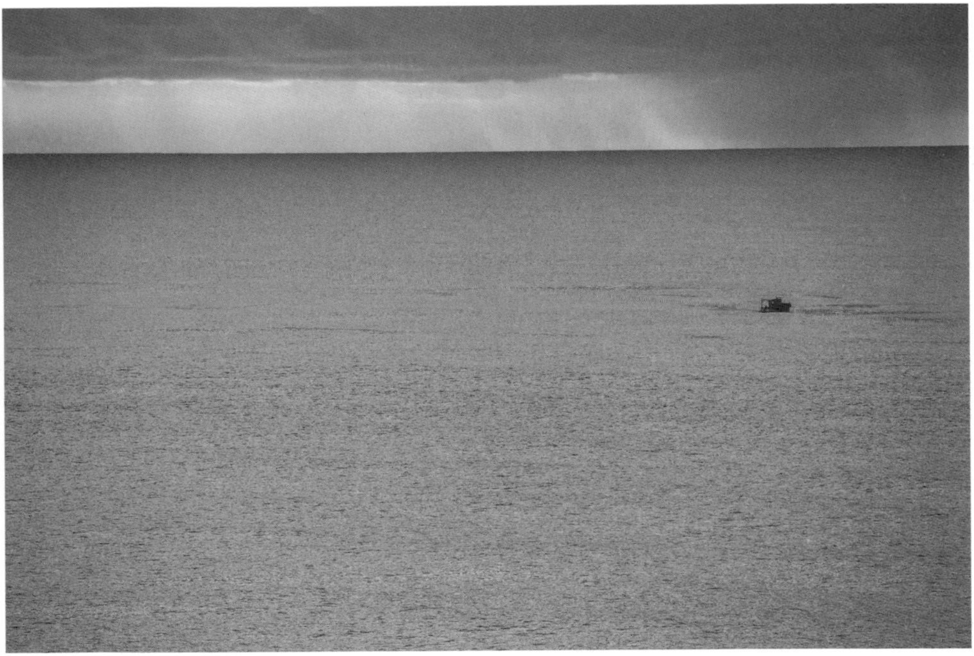

與她的生命，她也沒有……而我們以爲我們都有。大概是當時的愛還夠，所以勉強維持一些假象。

有一回颱風，車班都停駛了，男主角爲了見女主角一面，就邀了他的死黨，兩個人在暴風雨中騎摩托車從南部北上，奔馳了好幾百公里，就只爲了看女孩一面。

連這種天方夜譚的事我都做過，只是那一次主角不是我。西元一九九九年的最後一天，當時號稱千禧蟲作祟，邁入二〇〇〇年後，電腦將無法運作，經濟因而崩潰，世界末日即將來臨。因爲謠傳當天是世紀末日，我與社團幾個要好的朋友覺得既然是世界末日，理應聚在一起。

我們相約當晚午夜一起在學校的圖書館前倒數，那天早上我們都睡得很晚，我的另一個朋友則一直碎碎念，說暗戀一個住在基隆的女孩。當時那個女孩另有男朋友，但是在末日的最後一天，有些話不說就沒機會了。因爲他一直說、一直說，我就跟朋友說，我們出發吧！現在我們馬上搭火車到基隆，見那個女孩一面，然後再跳上下一班火車回來，午夜前我們應該還來得及回到學校，在圖書館跟同學碰面。

千禧年的最後一天，要搭上火車並不是一件那麼容易的事，因爲那天到處充滿了要回家團聚的旅客。我們好不容易擠上火車，到達基隆時已經是下午四點了，女孩住在廟口的夜市附近，我們找到了女孩，聊了一下，因爲女孩另有男朋友，那最關鍵的一個「愛」字，最終沒能說出口……那沒能說出口的愛，她會明白嗎？

我們沒辦法聊很久就離開了，還要趕下一班火車回去。在車上我們兩個開玩笑說，我們眞的像兩個瘋子，來回奔馳了三百多公里，就只爲了一分鐘的浪漫……。

世界並沒有毀滅，不管是好的還是壞的，有愛情或是沒有愛情，日子還是要過下去，但是也有過不去的時候。

男主角一直耽溺於遠距離的戀愛，而忽略單親的母親已經生病的事實。當最後遠距離的愛情無以爲繼的時候，母親也跟著病逝，在失去親情，又同時失去愛情的打擊下，男孩最終選擇了結束自己的生命。

不曉得是電影過於感人，還是觀眾過於投入劇情，還是電影演出了人生，散場時，隱約的哽咽聲，強忍悲傷的啜泣聲，衛生紙擤過鼻涕的聲音，在電影院裡此起彼落。我以爲看這樣一部悲傷的電影，在散場的同時，燈光不宜過早亮起，否則若來不及拭去眼角的淚水，被鄰座的陌生人見了會笑話。

而所有關於人生未竟的解答，電影卻早就提供了預言，就如同我那年少時早夭的愛情，情節是如此類似，到底電影是根據人生的故事演的，還是人生就是一部電影？

但是我以爲電影的編劇還是寫錯了，我以爲關於人生，眞正的實情是「每個人都有類似的青春，也都有相同的人生」，因爲人生最終相同的本質都是以悲傷爲結局……。悲傷，本是人生的常態。

秋

那一天早上路過急診室，急診室的同事看到我便說：「我要告訴你一個壞消息……。」其實我就知道你已經走了，因為上星期你應該要回診，但是你並沒有回來。我本來猜你大概是生病住院不能回診，沒想到你走得這麼快又這麼急。

脊椎退化、骨刺增生壓迫到坐骨神經，是導致下背痛的原因之一，治療這種疼痛的最終方式是脊椎減壓、融合及固定手術：先將脊椎後方的骨頭除去，以達到坐骨神經減壓的效果，減壓之後的脊椎會變得脆弱，必須用鋼釘固定，最後再填補小碎骨，達到融合的目的。

做這種手術，雖然可以在短時間內減低下背痛，但是長期來講，整個身體的承重與活動力，會轉載到被固定的脊椎與上層正常的脊椎之間，因而導致鄰近正常的脊椎加速退化。發生這種狀況時，解決的方式就是再手術一次，把又退化的脊椎再次減壓多固定一節，如此一直釘上去，有時候我們會看到病人整個脊椎都被鋼釘固定了，在X光片上，脊椎看起來就像一隻長長的機械蜈蚣。

有時候，當脊椎被手術固定之後，疼痛依然沒有好轉，我們也找不出其他原因導致的下背痛，我們將這種狀況稱爲腰椎手術失敗症候群，若光看字面上的意義，會以爲這個手術是失敗的，但是其實並不是，而是原本預期手術後，腰椎疼痛應該要好轉，可是並沒有好轉，甚至更痛，我們也不知道眞正的原因爲何，就都歸類爲此類症候群。

病人因爲腰椎手術失敗症候群，前來疼痛科門診求診。我那時候實在太年輕，幫病人做疼痛治療時出了意外，我只好把病人送到急診室，在病床旁邊照顧他好幾個小時，當時家屬焦急地問我下一步該怎麼辦，其實我也不知道，就只能等待。

所幸病人後來並沒有發生重大的併發症，家屬也沒有怪過我，疼痛依然沒有好轉，只是我再也搞不懂他的疼痛是本來的腰椎手術造成的，還是我造成的。爲了緩解病人的疼痛，在無計可施的狀況下，經過各項評估與不同領域醫師的意見之後，我最終決定給他嗎啡止痛。

非癌症長期服用嗎啡會發生幾種狀況，一種是藥物產生耐受性，另外一種是產生藥

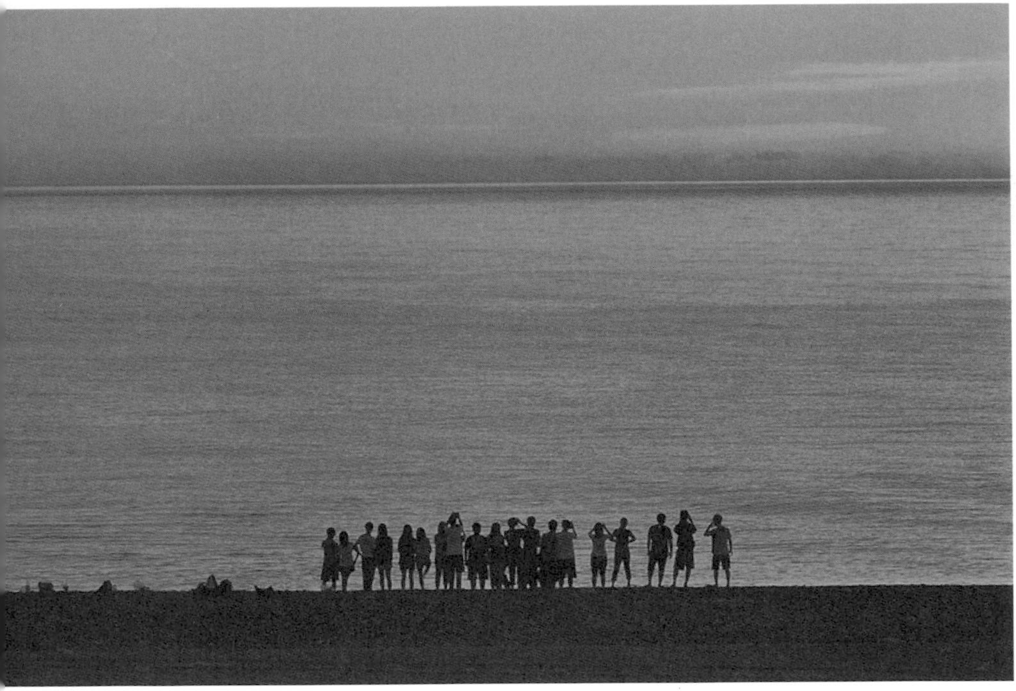

物成癮性，這兩種狀況都會使得嗎啡的用量越來越多。而且在醫學上，這兩種狀態幾乎難以分辨，但是大多數的疼痛科醫師都會選擇相信病人的疼痛，認爲病人是產生藥物的耐受性，因而提高嗎啡的用量；其他科的醫師則會認爲病人是產生成癮性，給予嗎啡會引來不必要的法律問題，因而傾向不給予嗎啡。然而不給予嗎啡反而會導致病人疼痛惡化，因爲疼痛惡化而情緒失控甚至鬧事，於是更加深醫師認爲病人是藥物成癮，如此一直惡性循環。

花東地區幅員遼闊，願意開嗎啡處方的醫師非常稀少，病人因爲服用嗎啡，在其他醫院也受到歧視排擠，所以每兩個禮拜他必須坐一百二十公里的火車，到我任職的醫院看診。照顧他是我的責任，因爲也只有我知道發生了什麼事，他說坐一趟火車讓他十分難受，他臀部兩側像火在燒一樣，坐立難安。

我後來轉調到偏鄉醫院，離他住的地方只有十分鐘車程，他每次來看診都會拿著四隻腳的拐杖走路，敲得地板喀喀作響，我坐在診間裡門還沒開，就知道他已經來了。他每次來，我都盡量讓他優先看診，因爲我知道他沒辦法久坐等候。

他總是說，還好有我。我調來偏鄉醫院後，省去了他舟車勞頓之苦。他說要不是我，他早就死了。我照顧他十年了，他也多活十年了。他每次這樣講，我心中總是有愧，著實懺悔，因爲我不知道他的疼痛是手術失敗造成的，還是其中也有一部分是我治療失敗造成的，我一邊照顧他，心中也就一邊背負著他的疼痛。

他因爲腰椎疼痛，雖然拿著拐杖，卻必須以一種奇怪的姿勢走路，長期以後，膝蓋過度代償用力，產生退化性關節炎，關節嚴重變形，連外科醫師都不願意幫他做關節置換手術。關節變形後，疼痛就更難控制了。

同事說：「你不覺得他這樣活著，也是很辛苦嗎？你盡力了，應該要放下了，讓他走；有時候，走了也是一種解脫。」

我知道這些疼痛都不會好，當疼痛都不會好的時候，死亡似乎就是這無止盡疼痛最終的解脫之道，只是這一天來得又快又急，快到讓人來不及說再見。

「增生療法」是一種藉由注射高濃度的葡萄糖水，或血小板濃縮液至受傷的軟組織，如韌帶或是軟骨，先製造短暫的局部發炎反應，以重新啓動軟組織的增生機制，促進軟組織的自行修復，達到止痛的目的。

用增生療法來止痛有一些缺點，第一、多點注射，韌帶或是關節損傷通常不是單一條韌帶受傷造成的，爲了強化整個關節，所以必須多點注射；第二、因爲要靠組織重新生長修復，所以必須每兩到三個禮拜注射一次。綜合這兩個缺點，做增生治療的意思就是需要時間，所以我並不是那麼喜歡做增生治療。

我不喜歡做增生治療，並不代表我沒有時間或耐心，而是做治療的這一段時間，我必須跟病人聊天，但是大多數的麻醉醫師其實並不喜歡跟病人聊天。

聊天的內容多數是病人對抗疼痛的故事：他們怎麼受傷的、疼痛怎麼干擾他們的生活、治療後疼痛有沒有受到控制等等。但是每兩個禮拜來一次門診，久了之後這聊天的內容就遠遠超過了疼痛。

阿嬤大概七十多歲吧，她每次都一個人來，所以我猜阿公應該已經不在了。她說年輕的時候，在溪底撿一些玉石，靠買賣玉石維生；這些玉石動不動就二、三十公斤，要從溪底揹上岸來，久了之後，肩膀跟膝蓋都發生退化性關節炎。

一般看到這麼嚴重的退化性關節炎，我都直接叫病人去開刀，覺得治療也是枉然；但是病人說她不想開刀，所以也就姑且幫她治療，沒想到治療的效果竟然遠遠超過預期。

阿嬤說她本來每天坐著不想走路，每走幾步路就痛到想要坐下來休息，現在雖然沒有痊癒，但是已經可以走好長一段路。她覺得非常高興，所以每隔一陣子就回來打一次針當做保養。

她說女兒本來要陪她來的，但是阿嬤說不用。她女兒在小鎮再過去的另一個鎮的農會上班，上班時會經過醫院，所以就載阿嬤來，等到做完治療之後，阿嬤再自己坐車回家。阿嬤說，最近她叫女兒回去跟她一起住，我一開始以爲是她的女兒離婚了，沒想到她說她的女婿死了。

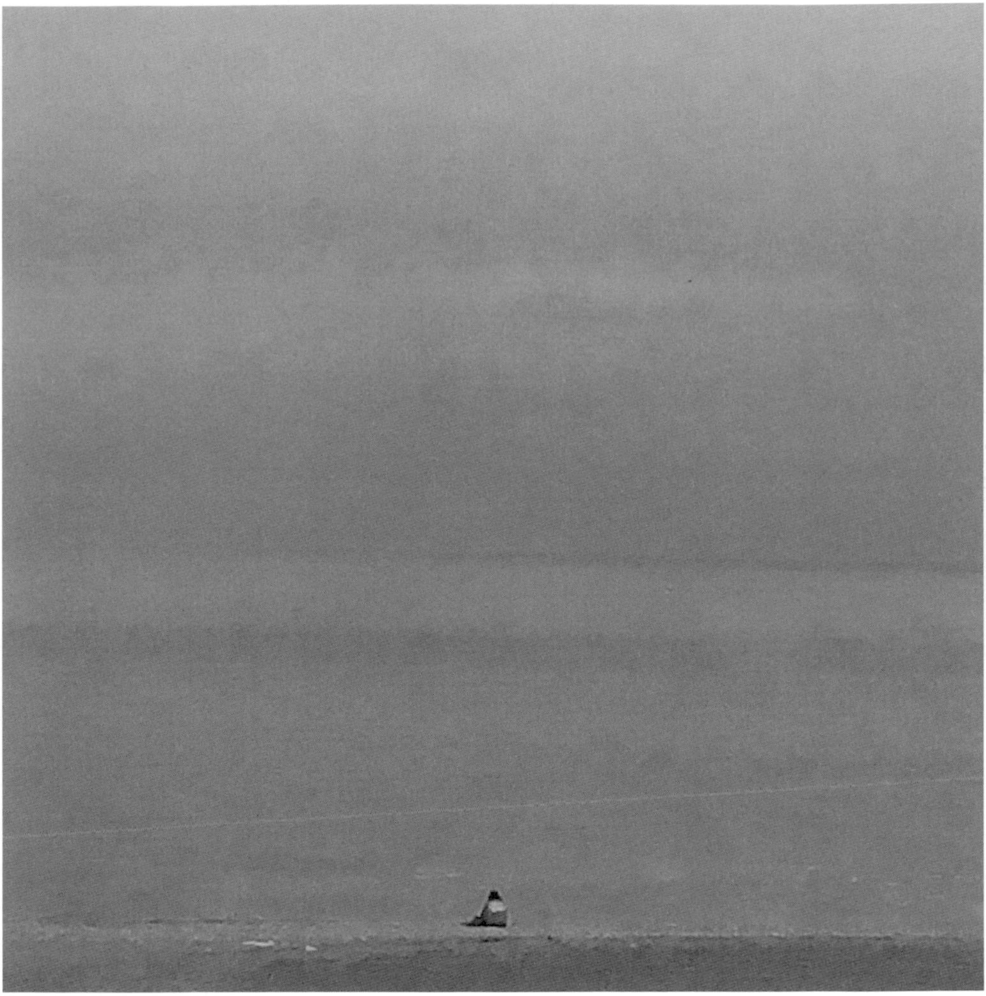

女婿在另一個農會上班，應該是高階的主管，有自己的辦公室。她說那個工作非常勞心。有一天他的同事都沒看到他從辦公室出來，下班時間到了還是沒看到人，打電話到辦公室也沒有人接，破門而入後，發現他坐在辦公椅上，然後頭整個埋在辦公桌的文件裡，怎麼叫都叫不醒。

送到我們醫院，診斷是腦出血。我一聽就知道這種病人幾乎沒有機會。年輕人會腦出血，最多的原因是動脈瘤破裂，這種動脈瘤破裂導致的出血，幾乎都會在第一時間死亡，沒有死亡的也會腦死，最後幾乎都成爲器官捐贈者。

我們將病人轉送到大醫院，儘管接受了緊急開腦減壓，病人還是回天乏術。醫師勸他們放棄急救。阿嬤說她進加護病房看女婿最後一眼，那時候醫療人員正在壓胸，女婿胸口的肌膚已經被電擊成一片焦黑，最後他們才決定讓他走。

關於病人還有他們說的故事，一旦他們說了，就會像印痕一樣永遠留在腦海裡；每當他們回診的時候，就像老電影一樣，在腦海裡又重新播放一次。有時候一位病人的故事又跟另一個病人的故事有共通處，所以你就從這個病人又聯想到另外一位病人。

他原本在一座礦場裡擔任怪手司機，在一場工安意外裡，他的右手臂整個被怪手扯斷，我們花了二十個小時才把他的右手重新接回去。接回去後，手臂並沒有恢復正常的功能，因爲臂叢神經損傷的關係，右手掌整個攣縮，只剩下少許功能，而且併發嚴重的神經痛。

他在我的門診裡追蹤，時間長到我連他的家人都認識。他媽媽罹患有糖尿病，控制得不是很好，眼睛產生糖尿病視網膜病變，慢慢的就看不到了；接著腎臟衰竭，開始洗腎；再過不久，中風半身癱瘓，長期臥床。

爲了照顧臥床的母親，他辭去了工作，每個月就靠社會補助金過活。他說有時候他的手已經很痛了，還要忍著痛用另外一隻手幫母親翻身、換尿布、洗澡。有一天他的母親受不了了，就告訴他說，假如你撐不下去了，就去買一罐農藥回來，放在樓梯口，她雖然眼睛看不到了，但是一定找得到……。

原本以爲環境已經糟到不會再糟了，他的哥哥還被診斷出肝癌末期，離開的時候，留下了一個念高中的女兒。

他那一天回診的時候話很少，低著頭喃喃自語：「他就把這一切都留給我了，就這樣走了。」他說這句話時，就好像在指責自己的哥哥是一個不負責任的人。

知道這些故事是令人痛苦的，有時候我不明白，爲什麼病人要讓我覺得痛苦，他們爲什麼要告訴我這些呢？

而離開的人是幸福的，或者說是幸運的，他們永遠都不會再痛了，而獨活的人卻必須痛一輩子。

放棄治療

有時候會不禁懷疑，心到底要有多堅強，才能成爲疼痛科醫師。

我對化療一直存在著某些偏見，心裡也知道不應該存在這種偏見，因爲我並不是當科的專家，尤其是這幾年的化療藥物進步得非常快，副作用已經降低很多，某些癌症對標靶藥物有反應的話，病人甚至可以多活好幾年。但是由於也看過病人因爲化療產生併發症，提前結束生命，因此除了少數幾種疾病可以用化療藥物治癒，或是手術後用化療藥物殺死殘餘的癌細胞，若化療藥物只能讓病人多活幾個月，總是覺得大可不必。生命到了最後，都是受苦，多活一天不就多受一天苦，何苦用化療藥物延長自己的人生？

人生是一段不斷去學習接受死亡的歷程，有時候看到七、八十歲的老人還在做化療，也會覺得詫異，覺得到了這個年紀，該經歷的人生應該都已經經歷了，爲什麼還沒

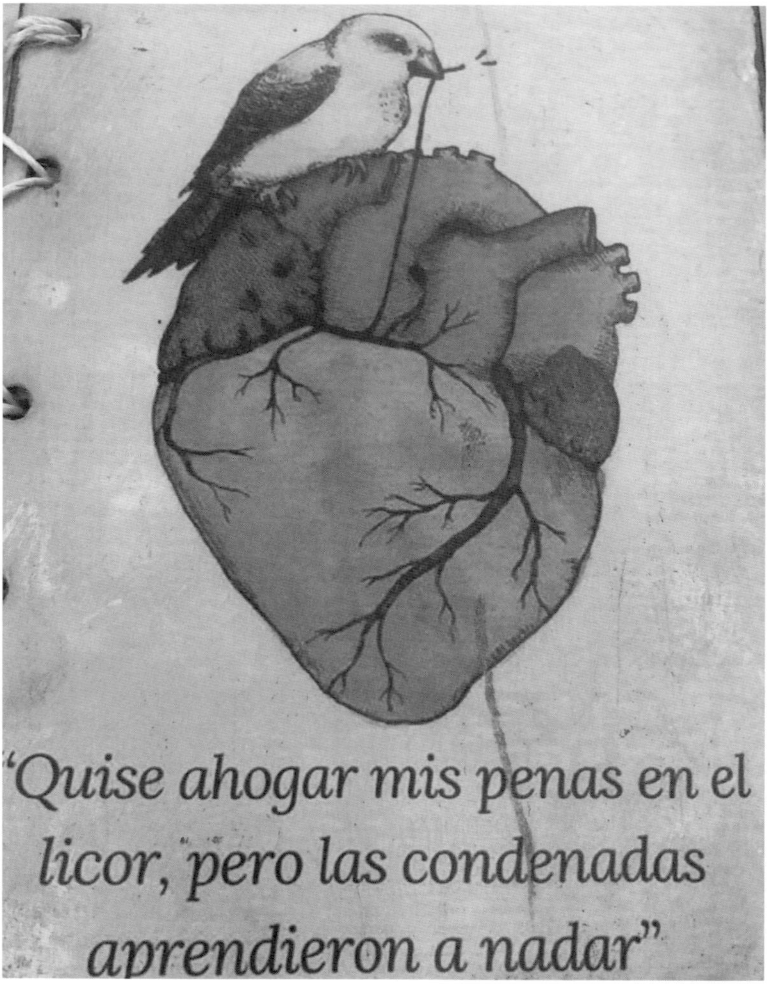
"Quise ahogar mis penas en el
licor, pero las condenadas
aprendieron a nadar"

有辦法平靜地接受死亡？是出於對死亡的恐懼，多活一天算一天，還是心中仍有割捨不下未竟的夢？或許我不是當事人，無法體會箇中滋味，但是我一直覺得活著有時候就是受苦，掙扎地活著比死去更需要勇氣。

大概是我已經看過太多死亡了，或者是疼痛科醫師的信念是只要不痛就好了，對於多活一天並沒有太多期待，而死亡是最終不會再痛的解脫，甚至我有時候會期待死亡可以早點來臨。有時候看到那些癌末的病人，我會眞心希望他們早點死去，當腦海浮現這種想法時，我會覺得奇怪自己爲何會有這種想法，有時候甚至感到羞愧，這時心底會浮現另一個聲音斥責自己，我們之所以想要成爲醫師的理由，不就是爲了要延長病人的人生？爲什麼會有希望病人早點死去的荒謬想法？

然而人性的弱點是，假如有一個機會可以多活一天，也必須掙扎地不要死去，越有錢或者是越幸福的人，愈沒有辦法離開，他們常常說：「我想要最好的藥，多少錢、自費都沒有關係。」但是沒有這種東西，在死亡的面前，不管有錢沒錢都是平等的，頂多只是早晚。幸福的人則是有很多牽掛，他們有很多事還沒有完成，有的是想看著小孩長大，心中掛念沒有父母的小孩怎麼辦？年紀大一點多半是想看著兒子、女兒結婚，或者是覺得沒有抱過孫子，有一些遺憾；年紀輕一點的，大多是覺得還有很多地方沒有去過，很多風景沒有看過，還來不及去愛，還有夢想沒有實現，掛念越多的，越捨不得放手。

但是假如病人只有十七歲呢？當一個十七歲的男孩跟你說，他不要治療了，他在想什麼？我又該想什麼？

這種骨癌的預後極差，不做化療就是等死。他知道他的決定代表什麼意思嗎？他好像得了一場他這種年紀不應該有的疾病，在還沒老去之前，就必須提早面對死亡。他的決定等同於提早放棄了他的未來，放棄了長大、戀愛、結婚、生子的機會，這一般人都應該享有的機會，他還沒體會之前，就已經決定先放棄了。

我該給他什麼建議嗎？我知道他累了，我也知道這種疾病就算做化療，痊癒的機率也很低，但是有時候，大家搏的就是一個微乎其微的機率。

大部分的病人放棄治療的時候，我都不會多講一句話，病人走了他就再也不會痛了，我的心也不會再痛了。

紅斑性狼瘡是一種自體免疫疾病，因為不明原因，免疫系統產生自體抗體攻擊自身的細胞和組織，因而導致全身性的發炎反應。

這種疾病多好發於年輕的女性，被攻擊的細胞和組織最後會因為嚴重的發炎而壞死，患者常有多發性的關節病變，心包膜發炎積水，或者是腎臟衰竭，需要長期洗腎。治療的方法是服用免疫抑制劑，其中一種就是類固醇。長期服用類固醇，最後又會導致髖關節缺血性的壞死，或是其他併發症，總之是一種極難處理的疾病。

患者是一個二十多歲的年輕女孩，坐在輪椅上，由媽媽推著輪椅進來麻醉前訪視門診。照例，我第一句話都會問患者要開什麼刀，她回答說要做人工髖關節置換術，我才知道原來她是因為髖關節的問題才會坐在輪椅上。

但是年輕的女孩很少髖關節壞死，我問她是不是有合併其他疾病，媽媽才說她有紅斑性狼瘡，吃類固醇治療中，而且腎功能已經衰竭，現在每週一、週五洗腎。

這麼早就腎臟衰竭，表示她可能十幾歲就發病了，而且一定是比較嚴重那一種，才會這麼早發病。吃了十多年的類固醇，現在關節壞死也是可以想像的。一個星期洗腎兩次，是因爲腎臟還有殘存的功能？還是她沒有時間去洗腎？總之，這一切完全都可以解釋。

雖然可以解釋，但是還是很難想像這跟一個二十幾歲的女孩子有關，好像她生了一場不屬於她年紀該有的疾病。我開始跟她解釋想幫她做半身麻醉，半身麻醉要在腰椎的地方打針，開刀的時候病人是清醒的，但是下半身不會痛。因爲半身麻醉常合併交感神經阻斷，會讓血管擴張，血管擴張之後血液循環變好，會減少靜脈血栓的機會，同時又能降低出血量，有諸多好處。

但是她說她不要，她會害怕，她想要做全身麻醉，我說做全身麻醉也可以，她睡著之後，我一樣可以在腰椎的地方埋硬脊膜外導管，這樣可以做術後止痛，可以在一種無痛的狀態下醒來，但是要自費六千元。

我以爲年輕的女孩大都怕痛，只要能夠止痛，不管多少錢都願意付，然而只見她轉頭看了母親一眼，兩人大概面面相覷了三秒，她竟然回我說：「不要好了！」

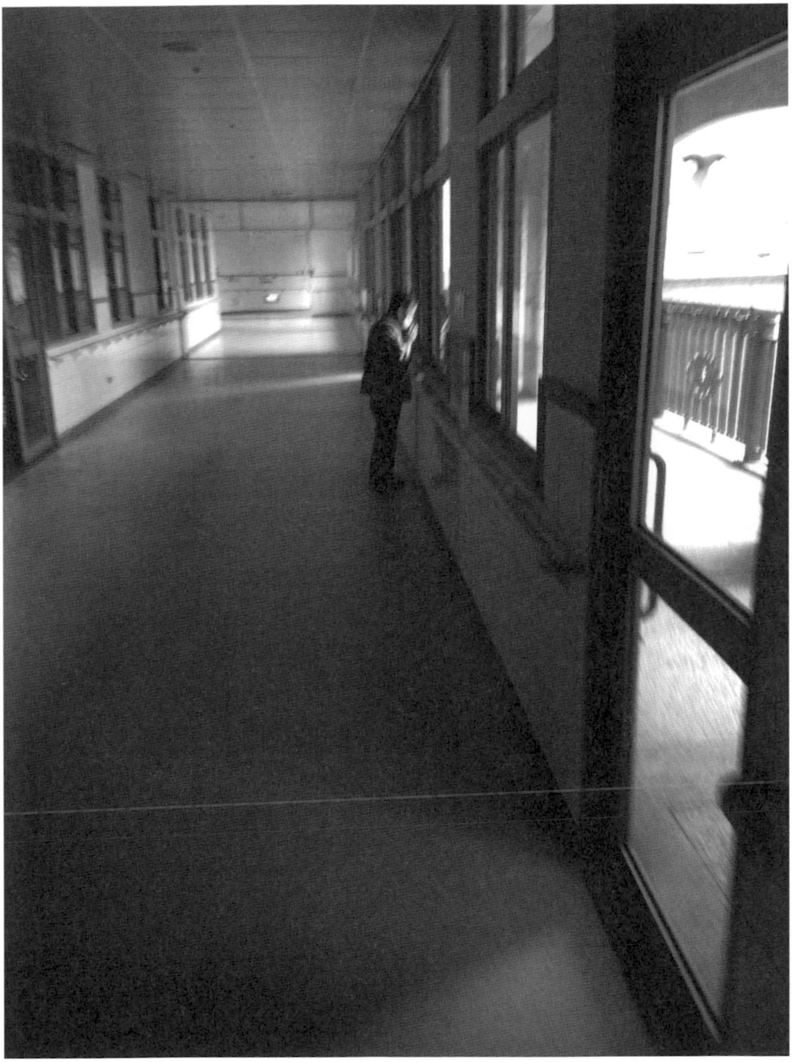

她回眸那一眼告訴了我好多故事，我突然意識到，她的這一場疾病，應該已經拖垮了整個家庭的經濟，母親可能爲了照顧她耗盡了資產，她自己本身應該也不容易找到工作。我突然間覺得慚愧，我有時候花六千元，連考慮都沒有考慮，但是也有人沒辦法花六千元讓自己在生病時好過一點，我倆在經濟上簡直有天壤之別。

我以爲在這個年代，當醫師其實是一件很殘忍的事，當我還是醫學生時，老師教我們要給病人最好的，要幫病人作最好的決定，但是在眞實的世界裡，我並沒有辦法永遠給他們最好的，面對他們受苦，有時候我也只能閉上眼睛，假裝沒有看見。

訪視人生

有時候連麻醉前訪視門診裡都有眼淚，眞的是讓人不曉得要逃到什麼地方。

我以爲當麻醉醫師就是要在病人流淚之前，就讓病人睡著，這樣就永遠不會有悲傷。

早上一個阿嬤眼淚都還來不及擦乾，就哭著進來訪視門診，阿公在旁邊安慰她說：「沒關係啦！開掉就好了！」

其實一看到這種場景，我就知道發生什麼事了。

病人一定是剛從外科門診那邊轉診過來，通常都是初次被診斷出癌症，一時還沒辦法接受，就只能先哭泣。

我問阿嬤要開什麼刀，阿嬤哭到無法回答，就只是一直拭淚。

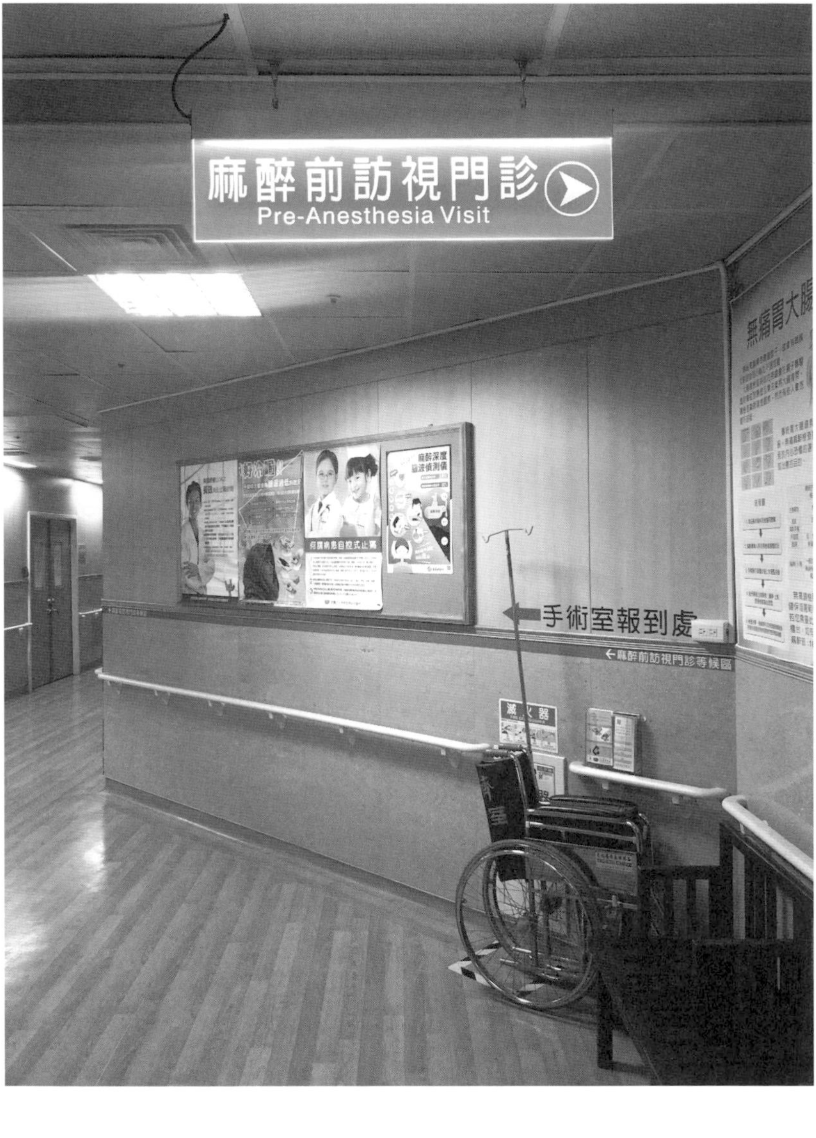
麻醉前訪視門診
Pre-Anesthesia Visit
手術室報到處
麻醉前訪視門診等候區
無痛胃大腸
滅火器
麻醉深度
腦波偵測儀

阿公說，阿嬤要開肺癌的手術。

肺癌的手術止痛非常重要，因為疼痛會導致病人不敢深呼吸，沒有深呼吸會導致肺泡塌陷，塌陷的肺泡最後會有較高的機率產生感染，因而導致肺炎，嚴重的話甚至會導致死亡。

我跟阿公說，我可以幫阿嬤做一個神經阻斷術，這樣阿嬤開完刀比較不會痛，就可以深呼吸，比較不會併發肺炎，但是要自費兩千五百元。

阿公轉頭看了一下阿嬤，思考了一下之後，很勉強地說了一聲：「好吧……。」

那一幕實在讓人心痛。

這個世界有人可以因為整型或是減肥花二十五萬都不眨眼，但是在這偏鄉地區，也有人因為要花兩千五做止痛，而需考慮再三。

我以為，在這個年代當醫師眞的是一件很痛苦的事。我每次跟病人說這個要自費，那個要自費，看著他們簽下同意書的表情，都覺得好像掐著他們的脖子勒索一樣。

心裡常常覺得內疚，覺得我好像是一個壞人。

健保雖然不是一個完美的制度，但是在某種程度上還是保護病人，但是有什麼方法可以保護醫師的心呢？

我之所以選擇作麻醉科醫師，是因爲有著某種程度的社交障礙。我們並不喜歡跟病人說話，也不喜歡聽病人說話，只想在病人說話之前就讓他睡著。

因爲這樣的個性，讓麻醉前訪視門診變成一件很惱人的工作。在這個門診裡，充滿各式各樣的病人。你必須詢問病人過去的病史，並向病人解釋麻醉的風險，假若可以獲得越詳細的病史，你得到的資料越多，麻醉的風險可能就會越低。這意味著過程中你必須說很多話，或是聽病人講很多故事；當你知道得越多，就好像經歷了他的人生，經歷了他的歡樂或者是悲傷，而我本身就是一個把自己人生搞得亂七八糟的人，實在也沒有力量可以去知曉病人背後的故事，或者去背負他人的人生。對於看門診這件事，我一直採取很負面的態度，假如可以不要知道，我都不想知道。

今天門診進來了一對老夫婦，他們看起來和善，而且舉止得體。我問婦人說她要開什麼刀？她說前幾天做大腸鏡檢查，醫師跟她說大腸裡面有腫瘤，而且腹腔裡已經到處都是了。她做了切片的檢查，但是切片的組織太小，沒辦法分辨是什麼腫瘤，所以明天要用腹腔鏡進去腹腔取一些大一點的組織切片，重新化驗。

她說最近肚子痛得厲害，她已經吃到了第四級的管制藥（一種弱嗎啡，用來控制中重度的疼痛），效果還是不好，而且開始頭昏想吐。她已經好幾天都沒有吃東西，精神越來越差，體力也益發虛弱。

我聽她講完，其實就知道大概已經是癌症末期，癌細胞在腹腔內轉移，到處亂竄，侵犯各個組織器官，切片的目的只是要病理報告確定診斷，分析是哪一種癌細胞，對化療藥物有沒有反應，假如對化療藥物有反應的話，或許還可以多活個三、五年。

我開始跟她解釋，隨著疾病的進展，她的疼痛可能會越來越嚴重，最後可能必須吃一點嗎啡，甚至有時候連嗎啡都難以控制，到那個時候，我們會傾向做神經破壞術*，在腹腔神經叢附近打一些純酒精。純酒精會讓神經脫水死亡，進而達到止痛的目的，但是缺點是，腹腔神經叢受到破壞之後，有些病人會開始拉肚子，但是這是不得已棄車保

*神經破壞術是永久不可逆的，神經阻斷術是暫時可以恢復的。

帥的方式，到那時，有痛過的病人都會寧願拉肚子，也不會選擇疼痛。而且現在的醫學證據顯示，越早做神經破壞術越好，因爲到了末期，癌細胞侵犯神經，淋巴腫大，就算腹腔神經叢附近打入酒精，酒精無法擴散，沒辦法將神經完全破壞，反而沒什麼功效。

接著我開始跟她解釋明天我們會怎麼讓她睡著，她睡著時，我們會怎麼在旁邊照顧她，手術結束她醒過來的時候，會開始感到傷口疼痛，而我們又會怎麼幫她做疼痛控制。

我有時候覺得「解釋」這件事，是一件很難拿捏的事。講少了，病人並不知道我們會在她身上做些什麼，她後來可能會怎麼樣，她必須冒什麼樣的風險，而這些風險她到底有沒有辦法承擔？萬一出事了，她會怪我手術前沒有跟她說清楚嗎？

講多了，她們對這些還沒有發生的事感到害怕，感到焦慮，那她們的心理有足夠的力量可以對抗這些嗎？

我大概已經講得太多了，讓婦人感覺到她已經經歷這些她還沒有經歷過的事，或者是她突然間意識到前面的路，並不是想像中那麼平順好走。她簽完麻醉同意書之後，轉頭，然後嘆了一口氣……。那一口氣在診間裡是如此微弱，卻又如此沉重，空氣就這樣爲之凝結……。

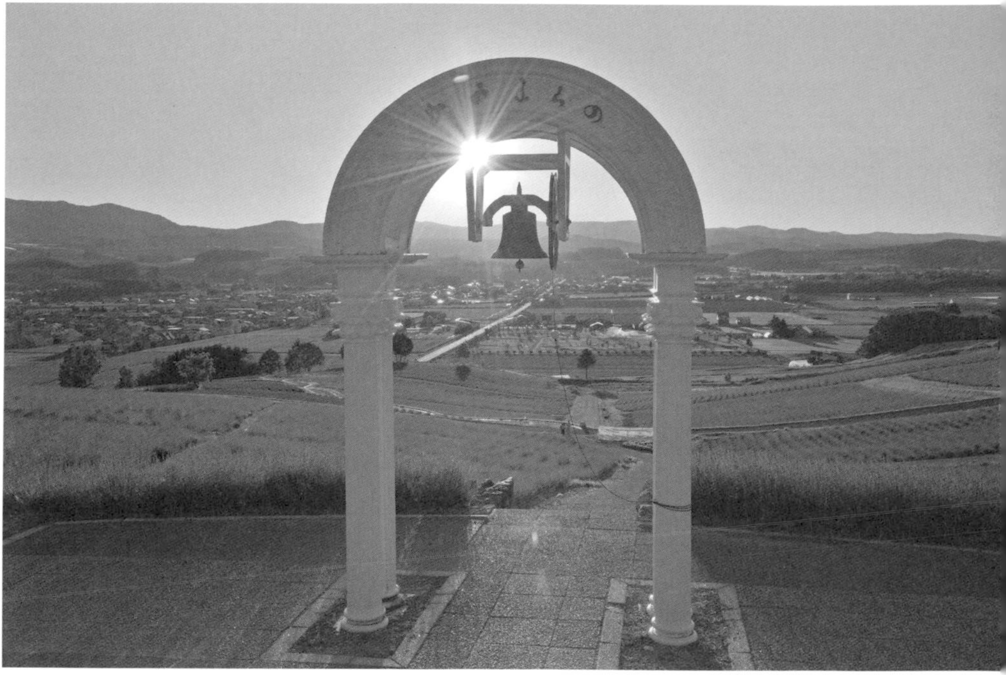

老先生並沒有打破沉默，說出什麼話來安慰她，就只是在桌底下伸出他的手，緊緊握住婦人的手。

我假裝沒有看見這一幕，繼續說我想說的，埋頭寫我的資料，那一雙在桌底下緊緊握住的手，一直到離開診間之前，都沒有放開過。

我以為當人生到了最後，假若有一雙可以這樣緊緊握住的手，或許死亡也就沒有那麼可怕。

最後一張照片

有時候門診的大門打開了，病人走了進來，我常常不知道第一句話應該要怎麼起頭，我應該說「早安」嗎？還是「你好」？還是問候「最近過得還好嗎？」

我發現我最常說的是「最近過得還好嗎？」這句話，但是對於慢性疼痛的患者而言，問他這句話有著非常大的潛在風險，因爲萬一病人過得不好，這句問候語就好像是一個話匣子的開關，一旦打開了，病人就會開始說起他對抗疼痛的故事，再也關不掉。

有一年冬天，天氣異常冷冽，我收到一張會診單，病人是一名年輕女性，全身燒傷，燒傷後結痂的疤痕組織異常疼痛，一直吵著要打嗎啡止痛。我來到病床前時，看到一個幾近半裸的女子，當時天氣很冷，可是她只披著一件非常單薄的病人袍，胸口前的綁帶也沒有綁緊，我眼睛都不知道要看哪裡。她說燒傷的疤痕好像有千萬隻的螞蟻在爬，在啃噬她的皮膚，用手去摸就好像被電到一樣，被衣服摩擦的身體會覺得很痛，所以綁帶沒辦法綁，幾乎沒有辦法穿衣服。她一直哭一直哭，說她眞的很痛，可是所有的人都不相信她，都認爲她嗎啡成癮。

其實這是一種神經痛的症狀，首選的用藥是抗憂鬱劑及抗痙攣藥，而不是嗎啡。我幫她改了藥物之後，又做了幾次神經阻斷術治療，之後疼痛雖然沒有痊癒，但是至少可以控制。有一天她帶了女兒來門診看我，她說她是單親媽媽，幾年前從中國嫁來台灣，生了一個女兒，後來因故離異。她爲了幫女兒找一個爸爸，所以交了男朋友。在一次爭吵中，男友潑了她硫酸，造成她身體大面積燒傷，在加護病房住了一個多月，經歷了多次清創及植皮手術，好不容易才活了下來。

她對著女兒說：「妳一定要記住這位醫師，他是妳母親的救命恩人。」我笑了笑，我說這樣說太誇張，比起那些費盡心力，幫她手術清創、植皮、換藥照顧她的醫師，我什麼也沒做，我只是改了她的藥物，陪她走過最黑暗的時期。

她說那時候幾乎痛不欲生，因爲燒傷後的疤痕組織導致膝蓋的關節攣縮，她站不起來。她每天很努力做復健，做到傷口裂開、又植皮、又再度裂開、又再手術植皮，裂開的傷口的血就沿著小腿肚流了下來。她說因爲站不起來，所以拿不到刀子，她說那麼努力做復健就是要再站起來，等到她再站起來的第一件事，就是要去拿一把刀子結束自己的生命。

她說得一派輕鬆，語氣完全沒有起伏，輕描淡寫的模樣好像不是在說自己的生命，我則已經嚇得說不出話來，不曉得當時情勢如此險惡。現在聽她講起來，內心突然一陣翻湧，好像乘坐了一艘輕舟，度過了驚濤駭浪。

我認識這位病人之後，才知道原來愛情這麼有力量。我一直照顧她，也一直看著她的疼痛跟著她的愛情起伏；當她交了男朋友，洋溢著幸福的同時，就好像有一個依靠，得到力量可以對抗疼痛，那一陣子的疼痛就會控制得特別好。當她失去愛人，不管你幫她做了什麼治療，疼痛永遠都不會好轉。

只是我不明白，爲什麼一個好好的女孩命運如此多舛。有一次她來了就一直哭泣，她說她以爲燒傷之後不會有人再愛她，好不容易有人不嫌棄她滿身的瘡疤，也願意陪伴她照顧她的疼痛，她度過了好一陣子幸福的時刻，沒想到有一天，她新交的男朋友竟然偷偷賣掉她的車子，還領走了她戶頭裡全部的存款，然後人間蒸發。

之後我跟她一起對抗的疾病好像不再是疼痛，我幫她治療的疾病叫作悲傷……。

直到下一個可以拯救她悲傷的男子出現了，她又恢復正常的生活，也慢慢回到職場

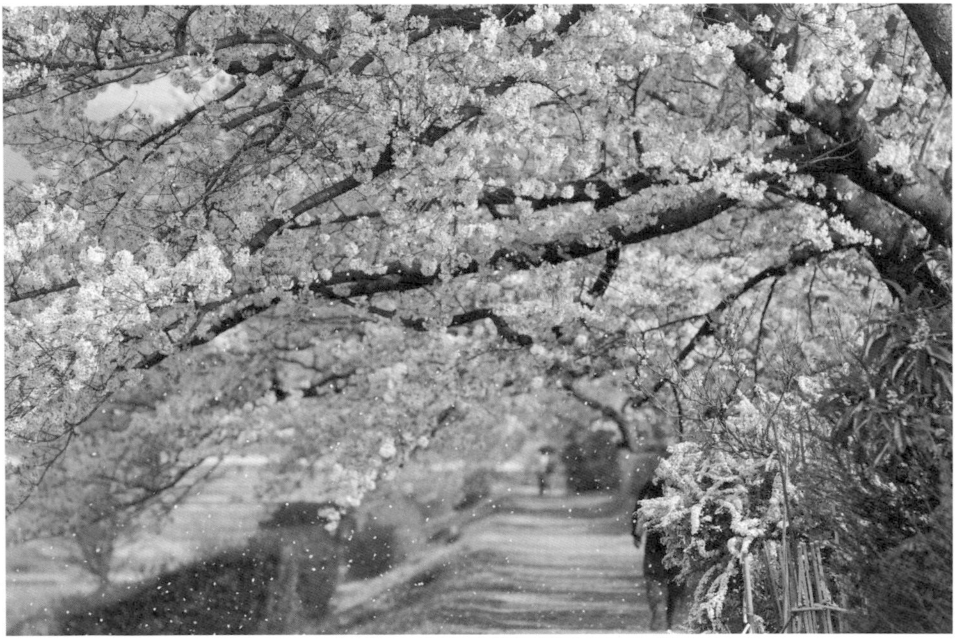

工作。只是這種幸福的光景沒有維持多久，有一天，她的男朋友被診斷出肝癌，而且已經是末期，她的世界又再一次崩潰。她說男朋友跟她求婚，說這一生沒有結過婚，人生最後的希望就是想要結婚，想要知道有一個家是什麼樣子，她則說，她頭殼壞了才會想再婚，她都已經離過一次婚了……。

她雖然這樣說，最後還是選擇嫁給了他。只是結婚後，先生的姐姐出現了，說她是爲了圖謀她先生的財產，爲了繼承他的房子，才騙他跟她結婚。她爲了不讓先生難做人，住院的那段時間，只有趁先生姐姐外出買便當不在的那幾分鐘，才會去醫院看他，最後她也拋棄了繼承那棟房子的權利。

她拿出手機給我看一張自拍照，那是我這一生看過最慘烈的照片。她陪先生回診，回家之後，她的先生說有點累，想要躺一下，他們兩個一起躺在床上休息。躺著躺著，她突然發現先生不再跟她說話，她才發現他已經走了。她躺在先生的懷裡，把他的手弄成環抱她入睡的樣子，自拍了他們一起的最後一張照片。

那種照片實在令人不忍卒睹。我的病人其實長得白白淨淨，非常好看，但是肝臟衰竭死亡的病人眞的很不好看，全身黃疸、兩眼微張、眼神上吊、舌頭外吐，好像心有不甘，沒有嚥下最後一口氣，我的病人則瞇著眼睛，很甜蜜地躺在先生懷裡假寐，那強烈而鮮明的對比，只讓人想轉過頭去拭淚，但是我卻又不能拭淚。

她說她一直躺著，直到越來越冷，丈夫終於失去了體溫，她才眞的明白，他再也不會爬起來了。他的身體已經僵硬，手就一直維持著環抱她的樣子，禮儀公司的人費了好大的勁才把原本環抱她的手弄直歸位。

我以爲在疼痛科的門診裡，當門診的大門打開了，你問病人過得好不好，其實你打開的是心裡一道道的傷口。

學弟說我看麻醉前訪視看得非常粗糙，有看跟沒有看一樣，其實我自己也知道，但是對於一件不喜歡做的事情，實在沒有辦法用心跟專注。麻醉前訪視最惱人的地方在於你跟病人的互動，好像你知道的越多，你就經歷了他的人生。

那一天進來了一位中年婦女，她什麼話都還沒說就開始哽咽。我看了一下病例，上面寫著子宮頸癌，於是我猜想她才剛被診斷出子宮頸癌，被告知需要手術，於是直接從婦產科門診被轉診過來做手術前麻醉訪視。

我問了幾個跟麻醉有關的簡單問題，就讓她離開，甚至連安慰她幾句話都沒有。有時候我覺得自己是一個很狠心的醫者，我應該要拍拍她的肩膀，告訴她沒有關係；或者是握著她的手跟她一起掉下兩滴眼淚；或者溫柔體貼地遞給她一張紙巾，讓她擦去眼角的淚，但是我都沒有。我只想轉過頭去，假裝什麼都沒有看見，然後讓她趕快離開診間。

我自己都知道我這樣不行，我並沒有告訴她這是婦產科裡最大的手術，我們必須拿掉她的子宮、卵巢還有輸卵管，接著清除骨盆腔裡的淋巴結，那裡有豐富的靜脈叢。最嚴重的問題是出血。有時候手術不順利，出血會達到好幾千甚至上萬毫升，手術後必須住到加護病房，最糟的狀況甚至會危及生命，但是我什麼都沒有說，我只簡單地說：「當妳睡著的時候，我會照顧妳。」

我有時候看到學弟將手術及麻醉可能發生的併發症寫在同意書上，上面寫著可能有死亡、心衰竭、中風等風險，以我一個見過那麼多人生無常的醫者，看了都不禁膽顫心驚，那病人呢？當她被告知這些風險時，會是怎麼樣的心情？有些事，尤其是關於明天會怎麼樣的事，會不會不要知道比較好？

當你都不知道，是否會更安穩地度過今天晚上？

另一個病人是主動脈狹窄，要做主動脈瓣膜置換手術。他同時合併心律不整，最常發生的心律不整是心房顫動，當發生這種症狀時，表示心臟功能已經壞到一個程度，瀕臨心臟衰竭的邊緣。這種心律不整會產生血液擾流，很容易產生血栓，因而導致中風。

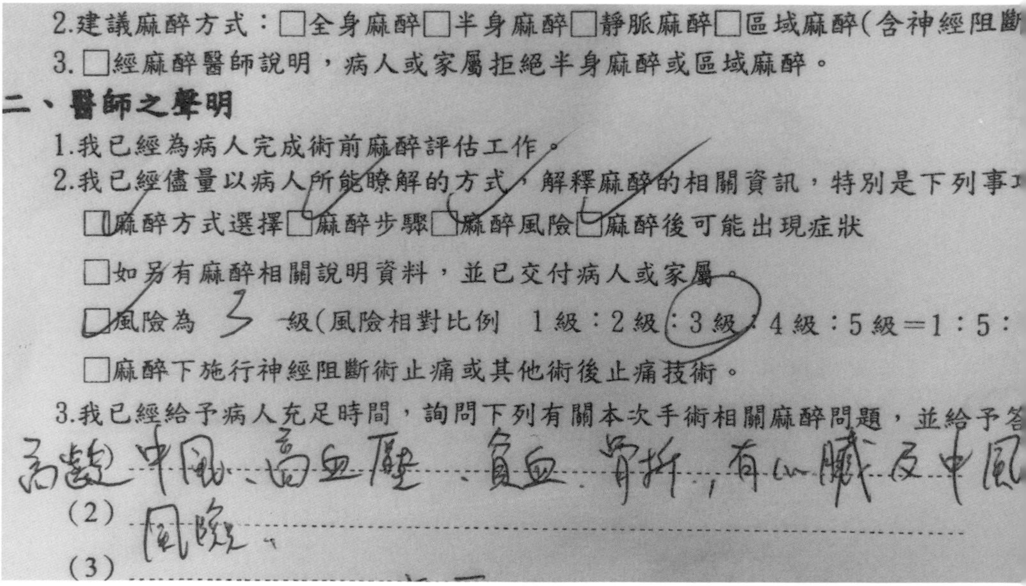

2.建議麻醉方式：□全身麻醉□半身麻醉□靜脈麻醉□區域麻醉(含神經阻斷

3.□經麻醉醫師說明，病人或家屬拒絕半身麻醉或區域麻醉。

二、醫師之聲明

1.我已經為病人完成術前麻醉評估工作。

2.我已經儘量以病人所能瞭解的方式，解釋麻醉的相關資訊，特別是下列事

□麻醉方式選擇□麻醉步驟□麻醉風險□麻醉後可能出現症狀

□如另有麻醉相關說明資料，並已交付病人或家屬。

□風險為 3 級(風險相對比例 1級：2級：3級：4級：5級＝1：5：

□麻醉下施行神經阻斷術止痛或其他術後止痛技術。

3.我已經給予病人充足時間，詢問下列有關本次手術相關麻醉問題，並給予答

高齡 中風、高血壓、貧血、骨折，有心臟及中風

(2) 風險。

(3)

因爲看到了學弟詳盡的訪視單張，我內心開始產生慚愧。面對這樣重大的手術，我開始跟病人解釋，首先我們會在主動脈上插幾根大的塑膠管，將心臟的血液引流出來，導入體外循環機，給予氧氣之後再將含氧的血液重新導入體內，維持體內的代謝，之後我會降溫同時讓心臟停止，趁心臟停止的時間修補主動脈。

這個時間不能太長，太長的話，心臟會因爲缺氧導致心肌受損，你的心臟就永遠跳不回來……。另外一個問題是修補心臟瓣膜的同時，空氣會跑進去。雖然我們會盡量將空氣抽吸出來，但是有些空氣仍然會跑到其他身體器官，到腦部就會導致中風，到冠狀動脈就會心肌梗塞，到腎臟會導致腎衰竭，需要洗腎……。

我講完的時候，病人跟家屬面無表情地簽下了麻醉同意書。他們沒有講一句多餘的話，離開診間時，甚至沒有跟我道謝。有時候我好像很習慣病人離開時會跟我道謝，但是我們表現得像是在路上因爲不小心碰撞或是問路，因而短暫交談，交談過後又隨即轉身離開的陌生人。我有時候期許自己隨著年紀增長，可以變成內心柔軟而溫暖的醫者，但是實情是我變得更爲漠然。

開刀房是一個尋求人生改變的地方，是一個跟死亡對抗，掙扎著想要延續生命的地方。我有時候會想，那些經過我們麻醉，接受我們手術過後的病人，他們的生命有如他們預期的變得更好嗎？或是手術、麻醉造成了某些併發症，生命雖然得以延續，但是生活品質卻變得更糟？假如這樣，那他們會感到後悔嗎？我不確定這些病人的人生後來到底怎麼了，但是我唯一確定的是，他們徹底改變了我。

最後的風景

在這個小鎮當醫師是一件既孤獨又浪漫的事。

在這個小鎮當醫師有諸多難處，我有時候跟同事開玩笑，說要成爲小鎮醫師大概要父母雙亡或是妻離子散才辦得到。

這幾年父母逐漸老去，病痛時有所聞，開始需要家人照顧。有時候會想說彼此應該要住得近一點，萬一有事時才有個照應。但是老人家非常固執，過慣了自己的生活，怎麼樣也不願意過來，而我過慣了鄉下的生活，怎麼樣也不想回到西部去。有時候在急診室裡看到那些病危的獨居老人，家人都不在身邊，就會想到有一天這些事會不會也發生在自己身上，心情因而變得沉重了起來。

鄉下地方並不適合女人生存，尤其是年輕的女孩。有一些醫師其實願意下鄉，但是沒辦法成行的原因，其中一個是因爲另一半過不慣鄉下的生活。這裡沒有百貨公司可以血拚，沒有咖啡館可以喝一杯下午茶。這裡沒有朋友、閨蜜可以一起嚼嚼舌根，想去看一場電影開車要一個小時，好一點的餐廳開車也要一個小時。這裡的村民樸實，有再漂亮的衣服、再高的高跟鞋妳都沒有機會穿；打扮得越漂亮，大家就越用奇怪的眼神看妳。

小孩的教育是另一個問題。沒有雙語幼稚園，沒有音樂教室可以拉小提琴，等到孩子過了在田埂玩耍的年紀，害怕孩子失去競爭力，希望他有更開闊的視野，大多數的醫師都會選擇離開，或是把孩子送到大都市去求學，因而跟家人分隔兩地。

進修不易，雖然現在網路很方便，可以在線上學習，但有些東西你沒有親臨現場是學不會的。

有時候想要到北部進修，但是沒有人可以代你的班。你一旦請假，整個開刀房就必須停止運轉，造成鎮民不便。有時候休假也覺得良心不安。想要到國外參加研習課程，從這個小鎮坐車到機場，往往就要花掉一整天的時間，光想到就令人腿軟，而且常常買不到火車票。

所以在這個小鎮當醫師，被淘汰其實只是時間的問題。在醫學知識的更新上，常常

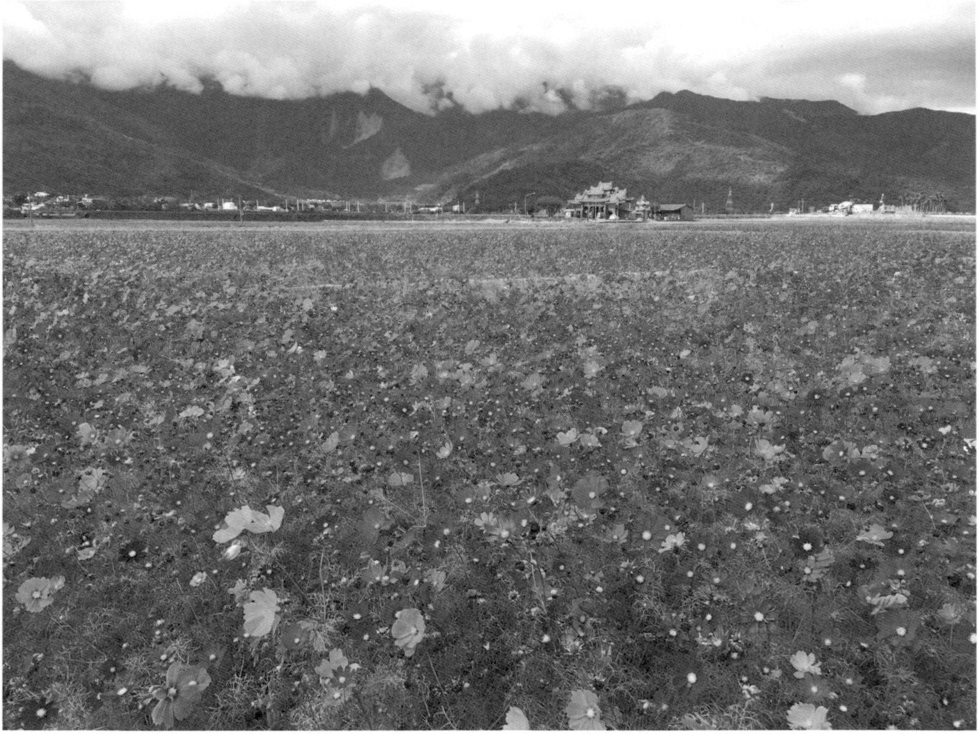

追不上自己以前的同儕，甚至有一天你的學弟妹也會超越過你。

假如要選擇下鄉，你一定要拋棄些什麼。拋棄生活的方便性、拋棄享樂、拋棄自己的前途、拋棄世俗的價值，否則是不可能撐得下去……。但是假如你剛好家破人亡，那你就符合資格，可以心無旁騖地在小鎮當一名醫師。

在這個鎮上當醫師是孤獨的。

在這個鎮上當醫師是浪漫的。

下了班之後，就沿著這個鎮的環鎮公路慢跑，或是騎騎腳踏車、看看風景。有時候你在路上遇到了一些阿公、阿嬤，他們牽著手在夕陽的餘暉下散步，看著看著，你也跟著幸福了起來。這個地方沒有什麼重要的事可以做，什麼都沒有，但是真實是什麼也不需要有，你只要能夠滿足，就已經擁有得太多。

有時候我走在鎮上會被鎮民認出來。我最常去吃飯的麵店，老闆自從知道我是鎮上的醫師之後，他煮給我的麵就越來越大碗，青菜越來越多。有一次吃完了要去結帳，老闆說剛剛坐在我隔壁桌的人已經幫我結帳了，那個人是我病人的家屬。

再有一次，我去鎮上的電器行想買電風扇，走進去之後，老闆娘馬上認出我，她一直跟我道謝，說我在急診室裡救了她爸爸，但是其實我一點印象也沒有，我根本不認得她是誰、發生了什麼事。後來我用了一個很離譜、低於牌價的價格買到電風扇，老闆娘一直說不能賺醫師的錢。

有時候我走過鎮上天后宮的廟門前，那裡有一個賣烤地瓜的阿姨，她看到我會大聲招呼我，然後用紙袋裝了滿滿的地瓜給我。他們全家都是我的病人。她的小孫女有一次摔傷，下巴有一個好幾公分的撕裂傷，我在急診室幫她縫的；她的女兒膝蓋痛，我幫她治療好之後，才又回去工作。她的丈夫也是勞動階級，下背痛也是我幫他治療的。她遞給我的那滿滿暖暖地瓜，遠遠超過她賣的價值。

有一次我想要到鎮上買東西，想說不過十分鐘的事，貪圖方便，就沒有換衣服，穿著醫院的工作服就去了。老闆發現我是鎮上的醫師，就算我很便宜的價格，我嚇到之後不敢再穿著醫院的工作服到鎮上。這些鎮民也不過靠些小生意賺幾十塊錢，總不能讓他們一直沒賺錢。後來我都盡量不讓鎮民認出我是醫師。這裡的鎮民是用這樣的方式在感謝醫師，因爲醫療在這裡從來都不容易。

今天我卻要走了，道別這鎮上每一道風景。

因爲某些原因，醫院要暫時關閉開刀房，我因而被調離這個小鎮醫院。經過了一千多個日子，這個小鎮已經是我的家了。

有時候悲傷地覺得被轉調這件事，代表著你可有可無。這個鎮其實並不需要我，而我卻是迫切地需要它，我對這個鎮依戀的程度，遠遠超過它需要我的程度。

於是，我想我再也看不到這鎮上的風景了，這彎彎的小路我曾經走過，也曾經在這裡等待著每一道光，像等待美好的事情發生。

關於離開一個小鎮，這件事也是既孤獨又浪漫。

那時候，時間已經接近午夜，很多事情都會在午夜發生，好像在這時，有什麼超自然力量會打開了什麼門，然後把人類的靈魂收回去一樣。

心臟外科醫師打電話來，說要裝葉克膜，並在病人的左心室放一條減壓的導管。我翻了一下病歷，病人也不過才三十幾歲，三個月前生下了一個寶寶。懷孕的婦女因爲子宮脹大壓迫的關係，經常會便祕，所以病人也就不以爲意。沒想到分娩過後一個月，病人還是常常便祕，做了大腸鏡的檢查之後，才發現是大腸癌。我們切除了病人的大腸癌，並且把病人轉到血液腫瘤科做化療，病人對化療的反應非常良好，化療期間並沒有特別不舒服，今天剛好是打完化療藥物的最後一劑，即將可以出院。

沒想到病人走到護理站時，突然跌倒，頭上出現一個兩公分左右的撕裂傷，護理人員趕緊把病人扶到床上，接上心電圖之後，發現病人心跳速率太慢，只有三十幾下。漸漸地，她閉上了眼睛，心跳突然停止，於是我們開始以心肺復甦術進行搶救。

內科醫師整整花了一個半小時的時間，才把病人救回來。一般心肺復甦只要超過半小時，我們都會放棄搶救，原因是超過半小時以後，恢復病人心律的機會很低，就算恢復心律，過久的心肺復甦導致腦傷的機率很高，病人即使成功活下來，也有可能變成長期臥床的植物人，永遠不會醒來。

但是我可以理解內科醫師爲什麼這麼做，因爲病患年輕，年輕人的恢復力有時候超過我們的認知，偶爾會有奇蹟。再來是病患第一時間倒下時就開始心肺復甦，腦部沒有缺氧。最後針對這種突如其來的意外，家屬不願意放棄，所以只能救到底，更何況家裡還有一個三個月大的孩子在等媽媽回家。

我們幫病人做了所有可以做的檢查，甚至連心導管都做了，想要知道病人爲什麼心肺衰竭，但是所有的檢查竟然都是正常，找不到心臟衰竭的原因。這種不明原因的心衰竭，我們只能歸類於心肌病變，但是心肌病變也會有一個激發的因子，比如說流感或是藥物，化療藥物雖然有可能會導致心肌病變，但是通常都發生在慢性期，沒有看過發生在急性期的。

我在開刀房門口跟家屬解釋麻醉的風險，我之所以選擇作麻醉醫師，很大一部分的原因是不想要面對家屬，尤其是在這種狀況之下。儘管我已經成為麻醉醫師那麼久了，還是讓人困窘到不知如何啓齒，我並不知道應該要跟家屬說些什麼，讓他們了解病情的嚴重性，但是又同時可以讓他們感到心安。要說病人可能會在手術過程中死亡也不是，要說她有很大的機會活過來也不可能，假如這時候有另一扇門，我只想從另一扇門逃走。

所以我都會選擇沉默，只是簡短地對家屬說，「我會照顧她」。而家屬的沉默比我更深，他簽署麻醉同意書時，臉上完全沒有表情，一句話都沒有回答。有時候我覺得我好像做錯了什麼事，是我說了什麼話傷害了他，或是我都沒有說出安慰的話，所以傷害了他，才會讓他那麼悲傷。

葉克膜放好之後，我們開始幫病人降溫，降溫可以降低腦部氧氣的消耗量，對於經過心肺復甦的病人可能有一些好處。但是溫度才稍微低一點，病人的心臟就開始亂跳，發生致命性的心律不整。我只好再幫病人電擊，我又給了強心劑、治療心律不整的藥物，但是不管我做了什麼，幾乎都沒有作用。每隔幾分鐘，她就發生一次心律不整，我只好反覆給她電擊，次數多到連我自己的心都焦了。

我開始向上天乞求，希望她的心永遠不要再跳了。我希望電擊都沒有效，假若電擊都沒效，我就可以放棄所有的治療，那她就能這樣死去，可以永遠得到休息，這樣我也就同時可以得到拯救，但是裝著葉克膜的病人並不會眞正死去。

有時候你並不知道，等待在前方的到底是死亡還是奇蹟，有時候你並不明白，是你在折磨病人還是病人在折磨你，最重要的是，你並不知道到底是要繼續還是要放手？

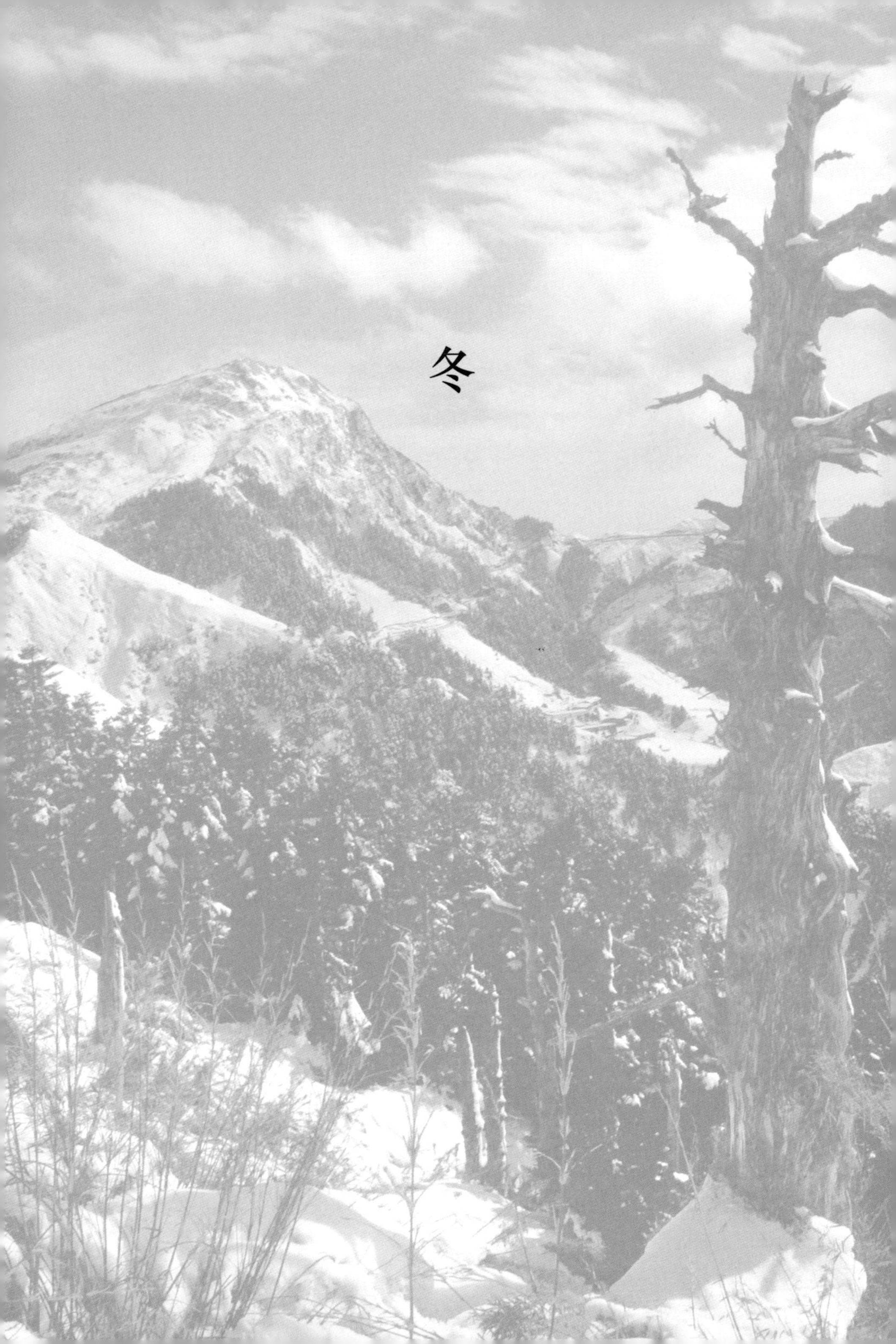
冬

同死

九二一大地震的時候，我大五，在台中念醫學系。我生來對地震很不敏感，地震發生時，我以爲死定了，可是震完之後發現房子都還在，沒有怎樣，所以我倒頭就繼續睡，之後被同學挖起來，叫我快逃，才知道地震原來那麼嚴重。當時台中大坑大里附近的房子倒了一整排，學校停課一整個星期，整個台中市斷水斷電，連火車、巴士都停駛，幾乎完全無法生活。

爲了逃難，我跟幾個同學只好騎摩托車回台南借住一晚，隔天才又回到高雄。回家之後，父親見到我的第一句話，不是說人平安回來就好，他說：「你回來做什麼？你怎麼沒去災區幫忙？」

當時我還只是學生，實在沒有能力幫災民做些什麼，災區道路中斷，救援物資都進不去，我只覺得正常人應該都會想要趕快離開台中，多一個人只是多耗損物資，別人反而還要來救你。

日本三一一大地震的時候，我剛好在獨協醫科大學受訓。那裡離福島大概只有一百公里，就在官方建議撤退八十公里的邊緣地帶。日本眞的是一個對地震防災訓練有素的國家，第一時間直接死於地震災害的民眾其實不多，但是海嘯來襲，走避時間太短則造成傷亡慘重，接著核電廠爆炸，整個大東區陷入分區供電的狀態。

當時早春的東京依然非常寒冷，晚上大概都零度左右，沒電就沒有暖氣，也沒有熱水，生活苦不堪言。最慘的是沒有食物，因爲沒有電，商家都沒辦法做生意，我連便當都買不到。下班後去超級市場想買些東西，發現超市的食物架上空空如也，什麼東西也沒剩下，好不容易買到一條麵包，切成三等分，分三天的早餐吃。我當時從台灣出發，想說日本的生活費很貴，爲了省錢，就帶了很多慈濟賑災用的泡飯、泡麵，只要加水就能吃，沒想到竟然派上用場。

原本以爲像日本那麼嚴謹的國家，核電事故應該很快就會控制下來，但是反應爐接二連三地爆炸，情勢完全失控，那時候也想說是不是應該離開日本，可是覺得在這種狀況下離開，好像棄日本友人於不顧，未免太沒有道義；直到日本友人說我沒有必要留在這裡，我才開始認眞思考回台灣的可能性。

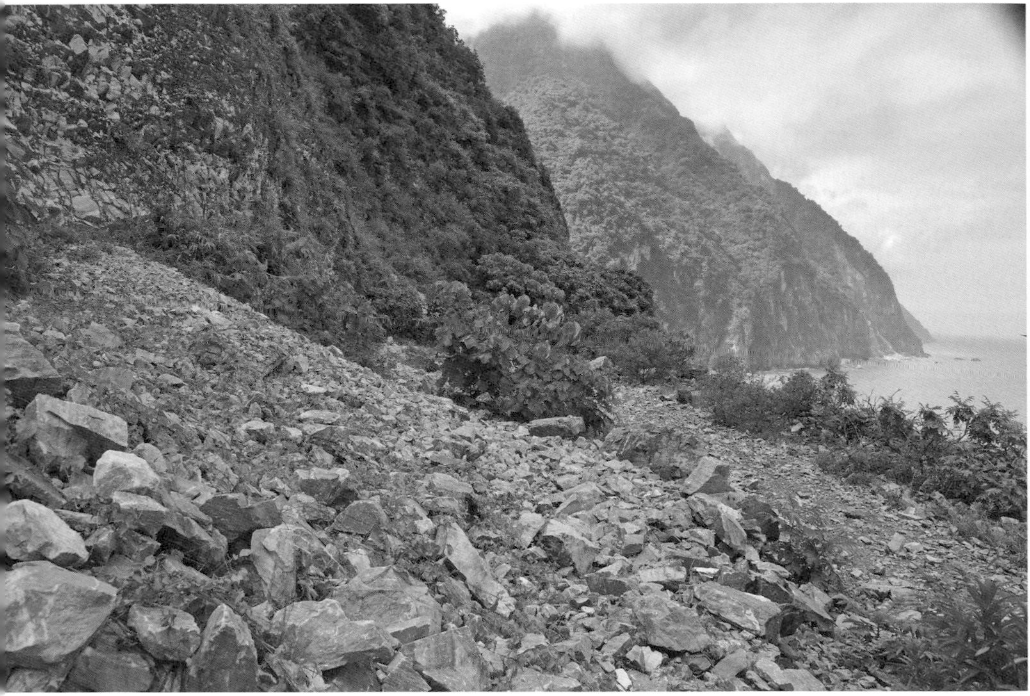

但是眞正的實情是，我根本就沒有辦法離開日本，當各國開始撤僑時，我根本買不到機票；而且因爲沒電，電車都不準時，什麼時候有車都不知道。到機場要轉好幾班電車，大東京地區分區供電，每一區一天會停電八小時，就算我搭上電車，萬一電車駛進停電區，我就必須在車站的月台上待八小時，等待復電。就算我有機票，想要到機場也是一件不可能的任務。

接著汽油開始配給，雖然民眾還是很有秩序地排隊加油，但是平均必須排隊兩個小時才買得到，晚上六點不到，很多加油站門口就已經貼著汽油賣完的告示牌；因爲買不到油，那時候就算你想要搭計程車，都是一件很困難的事。

核災失控的程度讓人完全無法想像，日本首相甚至說出有東日本全毀的可能。那天晚上，指導教授親自來宿舍找我，說他們想辦法弄了一部車，隔天會派人送我到機場，請我開始收拾行囊。他說他的家人也會跟著往南撤退，但是他不能走。他聳了聳肩，他說：「你知道的，我們是醫療人員，這裡有病人，我們要留在這裡……。」他說那句話的樣子，讓我覺得非常悲傷，好像明天我走了，他留下了，我們一分開，就再也沒有機會相遇。

宿舍裡一片愁雲慘霧，我們勉強聊了幾句話，拍了一張照片留念，照片裡我們雖然都有笑容，但是氣氛凝重到不曉得這是不是我們今生最後一張合照。在當時，沒有人知道核災什麼時候結束，到底還有沒有明天？

二〇一八年二月六日，花蓮發生六級大地震，當天我已經因爲提前放年假回到西部，晚上因爲疲倦，我早早手機關了靜音，倒頭睡去。隔天早上五點醒來，發現手機已經被簡訊灌爆，才知道花蓮發生大地震，四棟大樓倒塌，所有的人都在問我的安危。

我開始收拾行李，準備要開車回花蓮。當時中橫因爲落石而封閉，蘇花公路雖然沒有災情，也實施預警性的封路。爲了回花蓮，我只得從南迴公路繞回去。我整整開了八小時的路程才回到花蓮，我一邊開車心裡一邊忐忑，這時候回花蓮是不是一個明智的決定？

但是我一定要回去，因爲我還有家人在那裡。

邏輯上我並不需要回花蓮，因爲我已經放年假，以安全爲考量，也不應該這時候回去。我應該要把家人接出來，但是我是一名醫者，醫院可能需要幫忙，而且地震過後百廢待興，我已經在花蓮定居了十幾年，那是一個我們稱爲家的地方，當家鄉需要幫助時，情感上，無論如何也不願意在這時候離開。

回到花蓮之後，才曉得地震的恐怖遠遠超過我的想像。每一次餘震的強度，都大到像是一個單獨的主震，而這地震好像完全沒有盡頭，餘震之頻繁、震幅之強烈，完全看不到有過去的跡象，似乎就只能睜著眼等下一波餘震來襲，身家性命隨時都會失去，人心驚恐猶如末日。

於是我想起曾經在網路上看過的一則新聞，日本三一一大地震的時候，因爲海嘯死了兩萬多人，爲了避免下一次海嘯引起重大傷亡，日本利用手機的定位系統分析死者罹難前最後的路徑圖，想要知道爲什麼有那麼多人死亡。結果發現這些罹難者，有一部分原本是在相對安全的區域，應該有機會逃生，本不應該死亡，可是海嘯發生之後，他們非但沒有往更安全的地區逃難，反而往海嘯最嚴重的方向過去。

往海嘯最嚴重的方向過去，跟地震的時候往災區的方向去，不就無異於尋死嗎？大抵生物的本能是趨吉避凶，爲什麼在災難發生時，會有人往更危險的方向去？

因爲情感吧！因爲他們還有家人在那邊，所以只能同死。

夜班麻醉科

那一天值夜班，刀房裡還正忙著，就接到內科加護病房的電話，希望我們可以去幫忙插管。那時我跟資深住院醫師值班，因爲刀還很多，想說困難插管這件事已經難不倒資深的住院醫師，就交代他去插管，結果他去了比我想像還要久的時間。

我問他怎麼了，他說有一個外院轉來的病人，因爲食道氣管廔管、呼吸衰竭被轉來我們醫院，轉送途中已經接受過心肺復甦術，由於口鼻內都是鮮血、看不清楚，所以不好插管。

食道癌併發食道氣管廔管，假如是因爲放射線治療，導致食道氣管缺血性壞死而產生的廔管，那還有機會可以開刀治療，但是假如病人不是因爲放射線治療引起的併發症，那就是食道癌吃穿了食道、腐蝕氣管才導致廔管。在這種狀況下，癌症細胞應該已經擴散出去，而且會產生縱隔感染，最後併發敗血症，病人應該就沒救了。

內科加護病房又打電話來，說氣管內管不斷冒出血跟泡沫，他們看了一下電腦斷層，說廔管位置非常靠近氣管支氣管分岔處（carina），而且偏右側支氣管，希望我們可以換成雙腔靜脈導管（Double Lumen），一種可以左、右肺分開通氣的氣管內管，可以分別保護左、右肺的呼吸道，避免食道分泌物或是鮮血經由廔管流入肺部，導致吸入性肺炎。假如沒有辦法，希望我們將氣管內管放深一點，可以繞過廔管，直接放到左肺支氣管處，至少先保護左肺，犧牲右肺。

食道氣管廔管，合併困難插管，病人接受過心肺復甦術，綜合這些因素，聽起來要放雙腔靜脈導管好像不是一件容易的事，因爲風險太大，我決定選比較好走的路走，犧牲病人的右肺。我跟住院醫師說：「你先帶光纖去，把氣管內管放到左肺，假如病人的血氧可以承受，看是不是可以先這樣，撐到明天早上再說。」

因爲角度的關係，氣管內管要放到右肺比較容易，要放到左肺並不容易，一般都需要光纖鏡的輔助。結果住院醫師去了二十分鐘都沒有回來，這下換我放心不下了，我只好親自去加護病房一趟。

病人是一位四十多歲的女性，離婚，只有一個十六歲的女兒，沒有其他家屬。我到的時候，住院醫師正在操作光纖鏡，說氣管內管都是鮮血跟食道氣管的分泌物，看不清楚左肺還是右肺。

我看了病人一眼，病人眼睛微張，眼神上吊，這種眼神我很熟悉，要不是打了鎮定安眠的藥物，病人將醒未醒，不然就是心肺復甦術後處於彌留狀態。出現這種眼神的病人，大多數都活不長久。

我問了加護病房的醫師，這個病人是電療後併發瘻管，還是食道癌腐蝕氣管產生瘻管？

他說病人是外院新診斷出來的食道癌，家屬只有一個十六歲的女兒，也問不出什麼資訊，沒有人知道病人到底有沒有接受過電療。

這個資訊對我很重要，因爲假如她是電療引起的併發症，表示病人還有機會存活，那我就會更積極地治療，我可能會幫她放雙腔靜脈導管，但是這種管子本身比較硬，放置管子的過程，在健康的成人身上有可能導致氣管撕裂傷，更何況病人現在氣管內有一個瘻管，雙腔靜脈導管可能會把瘻管弄得更大，甚至直接弄破氣管、插到食道，沒有醫師會在這種狀況下幫病人放。

比較安全的做法是，利用光纖鏡當做導引，確定插管的過程中雙腔靜脈導管都是在氣管裡，這樣就可以避免弄破氣管而插到食道。但是氣管裡面現在都是鮮血跟食道的分

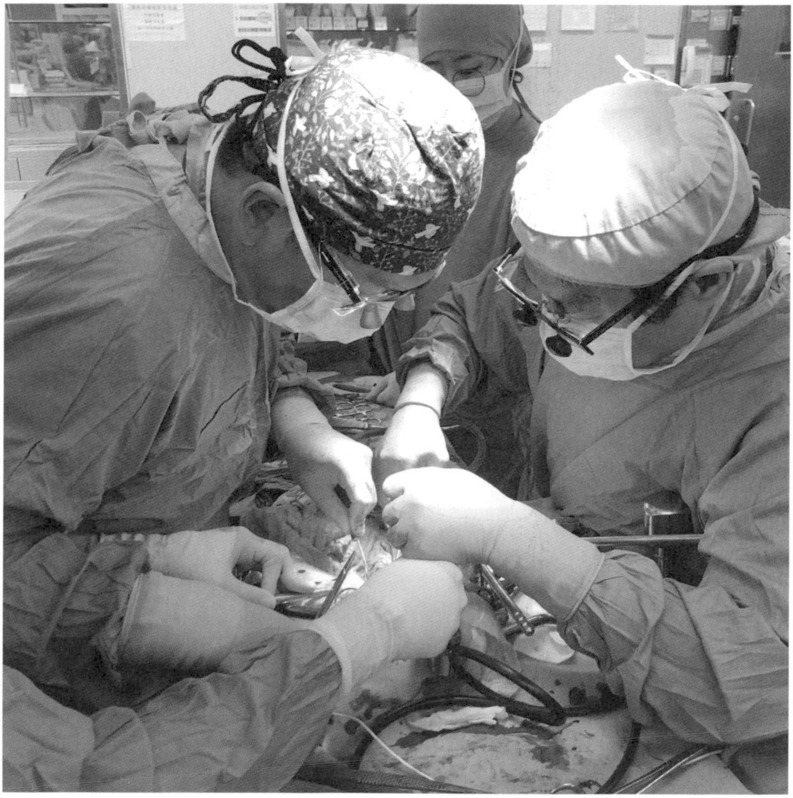

泌物，就算用光纖鏡也什麼都看不清楚。

另一個問題是，這樣的插管方式需要時間。插管的過程病人無法通氣，會處於缺氧的狀態。食道氣管廔管的病人都有某種程度的吸入性肺炎，病人又經過心肺復甦搶救，經不起再一次的缺氧，要在這種狀態下幫病人換雙腔靜脈導管，大概只有腦筋有問題的麻醉醫師才會這麼做。

因爲沒有辦法決定，我們請放射科醫師又重新看了一次病人的電腦斷層，發現廔管並沒有一開始想像中的那麼深，離氣管支氣管分岔處還有五公分。我量了一下氣管內管氣囊（cuff）的位置，大概也是五公分，假如我把氣管內管推進去，它的尖端剛好會頂在氣管支氣管分岔處，這樣病人有辦法通氣嗎？而且氣管內管氣囊的位置剛好頂在廔管的邊緣，若一直壓迫廔管只會造成血液循環更差，時間一久，廔管就會裂得更大，病人就沒有存活的機會。

我覺得這一切就好像是一部電影裡某個定格畫面，我腦海裡瞬間不知道閃過了多少念頭，浮現教科書裡困難插管的樹狀流程圖，但是不管我選擇了哪個流程的路徑走，很快就會發現撞牆。我搖了搖頭，想要刪去腦海中那些負面的畫面，以爲這樣就會發現一條清晰安全的路，但是並沒有。

原來要爲病人選擇治療方式，是那麼困難……。每作一個選擇，就會通向一個不同的未來，而到底哪一個才是好的未來？

我沒有信心幫病人換雙腔靜脈導管時不使病人受傷，我選擇了比較安全的做法，沒有人會想在夜班的時候冒險，但是我這樣做，是不是提早放棄了病人？

我請加護病房的醫師會診外科，假如外科醫師覺得還可以手術的話，我就幫她換，假如已經不能手術了，那這樣就夠了。

我沒有再接到需要換管的電話，隔天的手術排程也沒有廔管修補手術，有時候沒有消息就是好消息，表示一切都控制住了，有時候沒有消息，則是一切都結束了……。

那後來呢？後來到底怎麼了？尤其是那一個十六歲的孩子……？

恐懼

作一個選擇，會通向一個結果，作另一個選擇，會導致另一個結果。然而選了這個就無法選另一個，選了另一個就無法做這個。人生時常面對作重大抉擇的十字路口，不同的抉擇通向不同的未來，哪一個未來比較好我們並不知道，面對眼前這一片未知，我們時常感到不安。

患者正值四十多歲的壯年，卻因罹患下咽癌接受全喉切除手術。手術後為了將殘存的癌細胞消滅殆盡，病患接受了數次的放射線治療。放射線治療雖然會消滅癌細胞，卻也會對正常的細胞造成傷害。病患的頸部因此逐漸纖維化，呈現硬邦邦的腫塊，微血管也因照射放射線而壞死。末梢血液循環不良，最終導致病患形成一個口腔到表皮的瘻管，病患的口水、食物殘渣會一直累積在這個空腔裡，造成持續性的發炎，永遠難以癒合。

幾經思考後，外科醫師決定做一個皮瓣轉移手術，將患者的胸大肌轉移至廔管開口處，將廔管封住，讓患者有恢復正常的外觀與進食的機會。手術進行的非常緩慢，只見外科醫師一針一線很細膩的縫合，任何一點小小的瑕疵都有可能導致移植的皮瓣死亡。手術非常順利，病患如期離開手術室，恢復狀態良好。

一切看似美好……然而人間美好的事物都不長久。患者皮瓣表面雖然完好，可是內部因電療過後血液循環不良，細胞逐漸壞死，細菌不斷滋生，啃噬殘存的細胞與鄰近的血管，一場風暴儼然成形。

病患來到手術室時的場景，慘烈到只有在電視影集《急診室的春天》才看得到。只見外科醫師的雙手直接壓迫在病患的頸部上，血水不斷從他的指縫中滲出，病患頸內動脈破了一個大洞，因大量失血呈現半昏迷狀態。

手術室忙碌得像戰場一般，我們快速地幫患者建立呼吸道，準備大量輸血裝置。面對這種大量失血的場景，我的老師告訴我，不要一味地幫病人升血壓。升血壓很容易，使用強心劑血壓就會變高，但是血壓一旦變高，出血量就會增加，患者需要輸更多的血來維持生命徵狀，手術後會因爲大量輸血的併發症而死亡。所以在外科醫師控制出血點

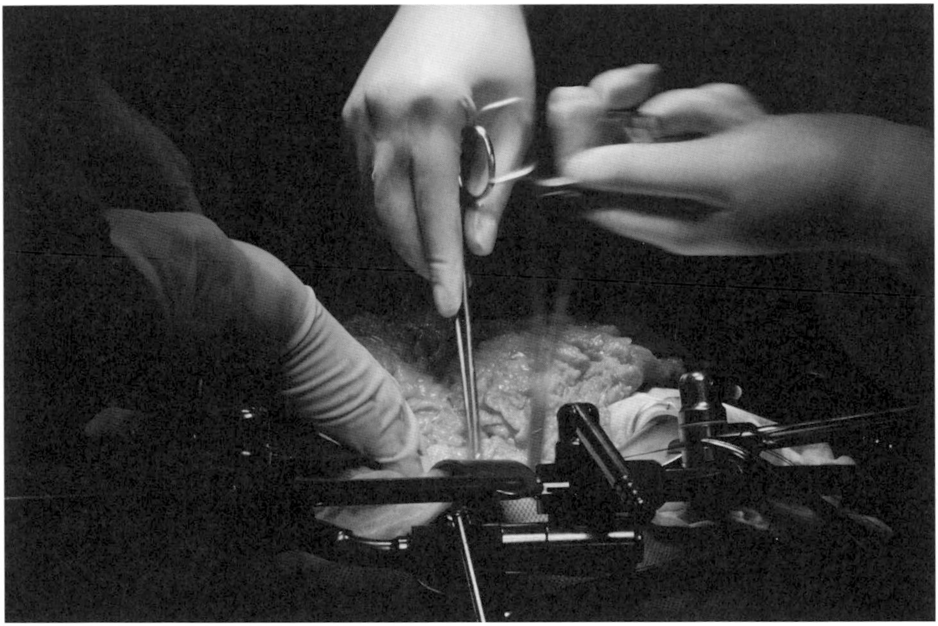

之前，血壓要低，血壓低，出血量才會少，可以減少患者輸血的機會。可是太低又會讓患者的器官灌流量不足，導致中風或是腎臟衰竭的風險，這中間的拿捏，就猶如在高空走鋼索一樣，考驗著每一位麻醉醫師的膽識與能力。

但是今天我完全沒有這種困擾，血壓低得像陽光完全照不到的深谷一樣，完全看不到任何希望，血管組織糜爛的程度，遠遠超過我們的想像。只見外科醫師不斷清除壞死的組織，嘗試縫合破裂的血管，只是怎麼補也補不起來。血液不斷瀰漫在整個手術的視野，外科接管的抽吸聲隆隆作響；那是一種病患瀕死的喪鐘，在手術室中聽起來格外刺耳，渾身不舒服……。

血，還是難以止住，我們面臨最終的選擇。爲了保住病患的性命，現在最快、最直接的做法，就是將出血的頸內動脈綁起來。可是這是一個艱困的選擇。腦部的血液循環一般由頸內、頸外動脈還有椎動脈所供應。年紀大的老人，頸內動脈往往有某種程度的動脈粥狀硬化，造成血管狹窄，這時生理會自動由椎動脈、對側的頸內動脈，甚至是頸外動脈發展出良好的側枝循環，所以就算犧牲單側的頸內動脈，有可能也不會出現症狀。

可是年輕人的腦部往往沒有這種側枝循環，一個急性的頸內動脈結紮手術，極可能馬上就會讓患者的腦部出現大面積的缺血梗塞，患者手術後會呈現中風、半身偏癱、終身臥床……。但是現在若不趕快將出血的動脈綁掉，患者馬上就會因低血容性休克死亡。綁住頸內動脈、挽救病人的生命，冒著讓患者中風的危險，看起來是最終不得不忍痛犧牲、棄車保帥的做法……。

患者才四十歲出頭，這個手術有可能會導致他往後數十年半身偏癱，或是長期臥床，以一種世俗所謂沒有生活品質的方式過活。或許有家屬必須放棄工作，或許是請一個看護照顧陪伴，漫長而無止盡的復健、龐大的看護費，最終將拖垮整個家庭的經濟。身為醫療人員，這種類似的案例我不知道看過多少。現今醫療最大的問題就是，救活了無數難以痊癒的病患，而這些患者在得不到國家社會的資源下，最終成為了其他家屬的負擔。褥瘡、清創、植皮、反覆肺炎、氣切等等，諸多問題與併發症加於一身，光想像就讓人不寒而慄……。

私底下，我曾經與其他的醫療人員討論過，面對這種問題，大多數的人都寧願選擇有尊嚴的死去。這是一種源自對「死不了」的恐懼……。

醫學倫理裡，有所謂的病人自主原則，病人有權作決定。只是他來到醫院的時候，已經進入半昏迷狀態，我們永遠也不知他的決定是什麼。病人不能自決時，我們依病人的最大利益作決定，這是利益原則，或是不傷害原則，意即任何的醫療行爲若不能爲病人帶來利益，也至少要做到不傷害。可是今天我們的決定可能會導致傷害……。邏輯上我們更不應該以往後的生活品質作爲論述，每個生命都有同等的價值，都值得耗盡心力去搶救，這是一種倫理上的價值跟情感上的不捨，要我們眼睜睜地看著生命流逝，說什麼也做不到，我們不應該在這裡考慮殘障或是不殘障的問題。

時間一點一滴地過去，出血量不斷增加，這時候需要一個當機立斷的勇氣，這一線綁下去將決定患者的未來。我與外科醫師面面相覷，互看了對方一眼，這手中的縫線到底該不該綁下去……？

告別

自從電影《練習曲》播出之後，「有些事現在不做，以後就不會做了！」變成了一句經典名言，掀起了一股單車環台熱潮，而台九線則是單車環台必經之路。凡是騎腳踏車環台的旅人都會經過我們醫院，這裡累積了很多人歡樂的記憶，但也同時令人心碎……。

一日午后，突然接到有急診刀，一位老婦人遭逢車禍，嚴重頭部外傷，須緊急實施開顱手術減壓。來到開刀房時，老婦人已呈現重度昏迷，昏迷指數三分，同時合併兩大腿骨折、手骨折、骨盆骨折、頸椎第二節骨折，幾乎想得到的骨頭都碎了。

病人多處創傷，大量失血，通常麻醉醫師會在實施麻醉之前，先向病人及家屬解釋麻醉風險，並取得麻醉同意書的簽名。然而事態緊急，我也顧不得正常程序，先將病人

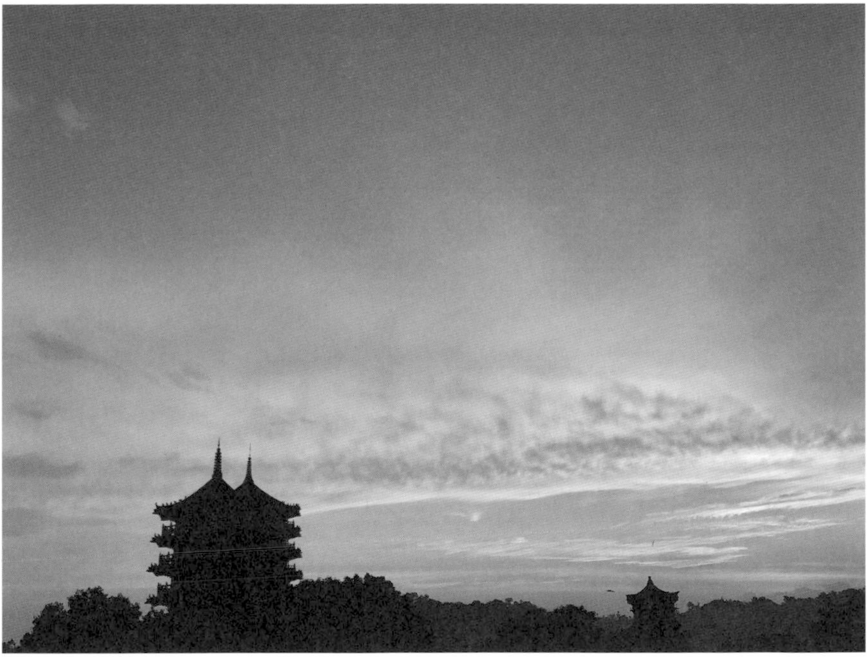

安排好之後，外科醫師也開始手術，我才拿著空白的麻醉同意書出去找家屬。

我硬著頭皮拿著同意書來到開刀房門口，假如可以的話，我實在不願意在這種狀況下面對家屬……。婦人的女兒一臉驚恐，雙眼泛著淚光，我看著她顫抖的雙手簽下自己的姓名，時間像結了凍一樣漫長。我從來沒有看過一個成年人必須花這麼長的時間寫下自己一生最熟悉的三個字，也沒看過成年人的字跡可以顫抖得像初學寫字的孩子般稚拙。

我再也不忍心看下去了，從她的手中接過同意書，問了幾個簡單的問題，並幫助她完成其他表格，然後告訴她，她的母親目前生命現象穩定，但是受傷非常嚴重，我保證會盡力確保母親的安全……講到這裡，她突然間雙手緊緊握住我的胳臂，對我鞠了一個九十度的躬，作勢就要跪下來，哽咽地對我說：「一切就拜託您了！」這個舉動驚動了開刀房門外的志工，志工們群起而至安慰她，她幾乎是昏厥般地倒在志工的懷裡哭泣，我則是趁亂逃走。

我一向不擅長面對這種場合，我之所以選擇當麻醉醫師，就是不想面對情感，尤其是眼淚。有時候覺得關於眼淚、情感等等是讓人軟弱的因素，當醫師有了感情的牽掛，會影響醫學的判斷，當我失去醫學理性的判斷，病人會因此受到傷害……。

而我也不忍心再講了，我不知道怎麼告訴她，昏迷指數三分是最嚴重、最低的分數，雖然我們緊急實施了開顱手術，可以保住病人的生命，但是她可能再也不會醒來……。

當然醫療並不是永遠都像我們預測的一般，偶爾我們會聽到奇蹟。但是就算她醒了，頸椎第二節骨折有可能會導致全身癱瘓，甚至會影響到呼吸的肌肉，永遠都無法脫離呼吸器；加上大量輸血、多處創傷，明天便會出現肺水腫等呼吸窘迫症候群。想要脫離這些回到正常狀況，根本就是一場不可能獲勝的戰爭……。

我有時候會覺得像這樣的意外災害，對於家屬而言眞是一種處罰；假如可以的話，可以生一場有機會跟家屬告別的病嗎？

那天我支援 on call（在家待命）另外一家小醫院，傍晚我正準備打開電視看選舉開票的結果，結果電話就響了起來。醫院的急診室打電話來，說有病人需要我幫忙緊急插管，一般這種小醫院的急診室並不會叫我幫他們插管，所以當他們需要我幫忙時，表示眞的出事了，病人一定傷得非常嚴重。情急之下，我拿了摩托車鑰匙就要出門，那時天色昏暗，感覺就要下雨，我閃過要開車出門的念頭，但是車子剛好停在媽媽家那邊，我也沒有時間再過去拿鑰匙。

結果我騎車騎到半途的時候，果然就下起雨來。在一個十字路口，前方的摩托車因爲紅燈緊急煞車，我臨時煞車不及，車輛打滑，整個人就這樣摔在地上。

摔車前，我腦海裡閃過好幾個念頭。我想著，絕對不能用腳去撐住摩托車，前一陣子我的同事才因爲摔車時用腳去撐著摩托車，結果整個膝蓋的十字韌帶因爲扭力太大而斷裂。我又提醒自己，倒地時不能用手去撐地；因爲用手去撐地，瞬間力道太大的話，腕骨就會骨折。於是那幾秒鐘，我腦海裡上演了好幾種落地的方式，最後整個人車就像電影摔車情節一樣飛了出去，人車分離，而我在地面滾了好幾圈。

我倒地之後，馬上又躍身跳起，扶正摩托車就要走。路人問我要不要叫救護車送我去急診室，我心裡嘀咕了幾下，想說我現在就是要去急診室。雖然搭救護車去急診室可能比我騎車還要快一點，但是假如眞的搭救護車去，就會變成我躺在需要插管的病人旁。要幫病人插管的麻醫因爲受傷躺在另一張病床上，兩個人躺在一起，光想到那種畫面就覺得好笑。

我忍著摔車的疼痛，繼續飛車去醫院。到醫院門口的時候，看到一輛救護車已經停在醫院門口等待。他們已經準備好要將病人轉診到另外一家大醫院去，就等著我幫病人插管。

我那時候有兩個選擇，一個是幫病人插完管後，再把病人轉院，另一個是直接把病人轉院，反正麻醉醫師自己也已經身負重傷。我看了一下病人，頸椎斷裂、顏面創傷，身體多處骨折，一邊瞳孔已經放大，瞳孔放大表示腦部有潛在性的出血，呼吸的時候胸部凹陷，腹部隆起，我們稱之爲反常呼吸（paradoxic movement），表示病人因爲頸椎

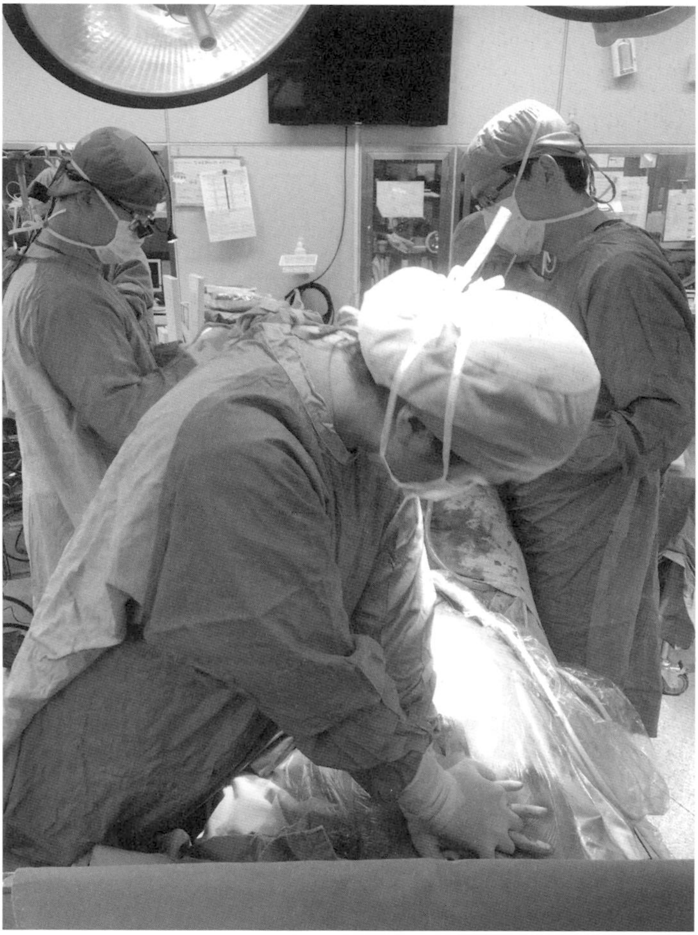

受傷或是腦部的呼吸中樞受傷，負責呼吸的橫膈肌已經無法正常收縮，現在都是用輔助肌肉勉強維持呼吸，反正就是瀕臨死亡的狀態。

我看了之後覺得，這種病人果然不是急診科醫師有辦法插管的，難怪他們要叫我去，就算將病人轉診到大醫院，也是需要麻醉科醫師插管，這中間又要浪費一大堆時間，所以我覺得還是插完管再過去比較安全。

病人的口鼻裡面都是鮮血，完全看不到氣管開口在哪裡。我掙扎了幾次，管子都放不進去，我開始想像管子假如放不進去，該怎麼樣讓病人活到另外一家醫院去？瞬間我腦海又閃過好幾個念頭，我乾脆就直接跟病人跳上救護車，幫病人扣著面罩，一路扣到另一家醫院，或者我就直接在這裡幫病人做氣切、建立呼吸道，免得鮮血一直流入氣管，最後導致吸入性肺炎。

我覺得這一切都好不眞實，好像是美劇《急診室的春天》裡才會上演的情節。不過，就在我內心上演無數劇場的同時，管子最後還是給我插上了。我把病人送上救護車，想說這個病人應該有救了，另外一家大醫院的值班醫師則有得忙了。

把病人送走之後，我終於鬆了一口氣，卸下全身的防備之後，我才意識到全身多處關節都因爲剛剛摔車而隱隱作痛，衣服包裏下的身體應該有多處擦傷。我覺得自己都應該掛急診處理一下傷口才是。但是前來支援插管的麻醉醫師，最後自己要掛急診，這想起來也好笑，所以我穿上外套就往急診室大門外走去。

大門外聚集了滿滿的家屬，其中一個年輕人正在用手機打電話。從他講的內容可以知道，病人投完了票就開始喝酒，喝醉之後又騎著摩托車出門，然後外面正下著大雨，最後就變成這樣……。在這個鄉下地方，酒駕是很平常的事。

作爲醫師，情感是很複雜的。我們既捨不得病人死去，也不忍心把他救活；我幫病人保留了一口氣，讓他有機會可以活著轉送到下一間醫院去，但是我內心一點喜悅也沒有。我跟他都一樣，才剛剛因爲騎車摔傷，只是我運氣比他好一點，我可以自己爬起來，但是他沒有。假如我倒地時，後面有一輛車追撞，從我身上輾過，躺在這裡需要插管的恐怕就是我了，而他也永遠等不到我幫他插管了。

有時候，人生離死亡比想像中還要近很多……。而當我看著救護車離去時，我開始想像著，假如這位病人知道以後所要面臨的狀況，那他會想要我們救他嗎？

頸椎斷裂可能一生都沒辦法脫離呼吸器，腦部出血就算開刀移除血塊，可能還是會癱瘓、臥床，甚至變成植物人。假如是我，我寧可這樣死去，也不願意活著……。但是我還是盡全力救他了，假若他醒來之後發現自己動彈不得，靠著機器維生，那他會因爲這樣而恨我們嗎？

一早到醫院上班，就被告知有肝臟移植手術。器官移植團隊昨天清晨兩點，已經坐公務車去外縣市取器官了，早上打電話回來說確定肝臟可以使用。

我腦海裡開始浮現一位腦死的病患，他正被開腸剖肚，然後外科醫師用戴著滑石粉手套的雙手，摸了摸肝臟的表面，親自檢查了捐贈者有一個新鮮粉嫩、沒有硬化的肝臟，可以供受贈者使用。接下來他們會分離這顆肝臟的大小血管，從心臟灌入高鉀冰冷的器官保護液，之後捐贈者的心跳就永遠停止了，麻醉機發出病人心跳停止的警告聲，麻醉醫師轉身關掉患者的呼吸器，然後他就眞的死了。

我有時候會想假如人有靈魂的話，當冰冷的器官保護液灌入心臟的時候，他會覺得冷嗎？

但是我已經不能多想，外科醫師已經拿下捐贈者的肝臟，用兩層塑膠袋裝著，放在

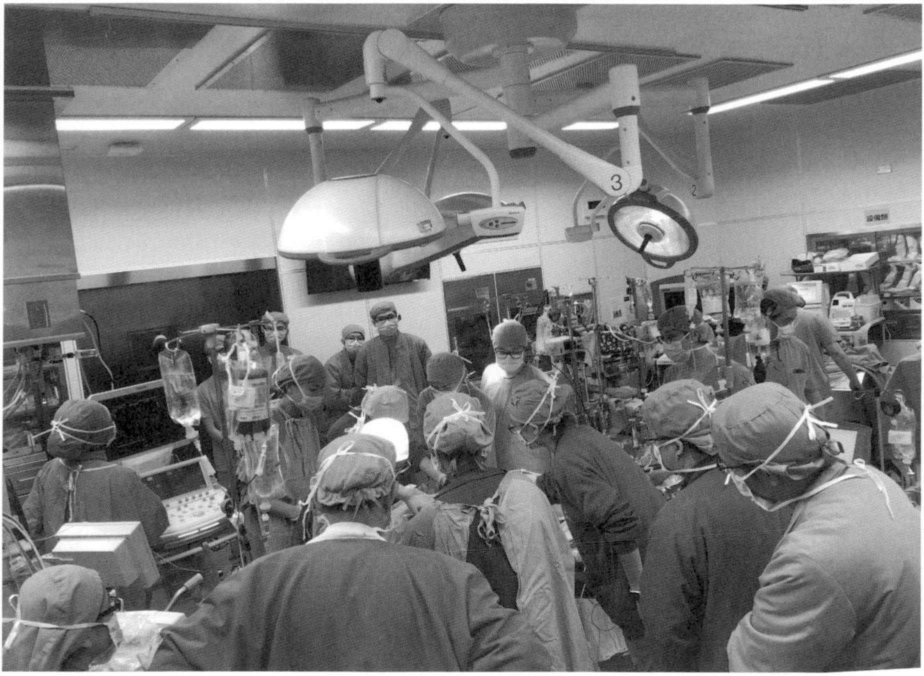
3

充滿冰塊的保溫箱裡，坐上車、朝著我的方向前進。他回來的車程大概還有三個小時，回來之後，他還要先做所謂血管重建（back table）的工作，意思就是在另外一個小小的工作台上，將剛剛取下的肝臟中來不及綁的血管先綁好，該分出來的血管分好，等等才能接在受贈者的身上。在這段等待的時間裡，我們要先將受贈者衰竭的肝臟拿下來。

拿下一顆衰竭的肝臟是一件很複雜的事。肝臟負責製造凝血因子，本身又富含多條大血管，肝衰竭的病人因為凝血功能不足，取下肝臟的同時會不斷出血，有時候出血甚至高達上萬毫升。肝臟取下來後，病人進入無肝期，肝臟是代謝身體廢物的器官，一旦沒有肝臟，身體的廢物會不斷累積，病人會嚴重得酸中毒、離子不平衡，這時間必須越短越好。時間拖得越長，病人存活的機率就越低，基本上是一場跟時間搏命的比賽。

因此，我們喜歡跟熟悉這種手術的護理人員一起上班，她們總是知道我們下一步要做什麼，在我們開口之前，就已經把需要的器材都準備好，不會浪費一點點時間。可是在鄉下地方，護理人員流動率大，能做這種手術的人少之又少；每次有這種手術，就只能同一批護理人員一直加班，有時候覺得這樣的工作方式好像是在處罰認眞的人。

那時候大概已經快要晚上八點了，外科醫師正做到關鍵的部位，他向刷手護士要了一個器械，護士沒有馬上給他，其實也只是多遲疑了十多秒鐘才回神過來，外科醫師用可以殺死人的眼光看了她一眼，她大概說了什麼抱怨的話被外科醫師聽到，只見外科醫師突然轉過頭去斥喝她說：「我從清晨兩點工作到現在，我怎麼都不會沒精神？」

這時我才發現刷手護士眞的累了。整整十個鐘頭，我要不看著病人，要不看著生理監視器的螢幕，我從來沒有注意到護士是不是累了。她滿臉倦容，不再是平常精明的模樣，從早上八點到現在，幾乎是一直站著，不斷遞器械給外科醫師，這中間大概就只有下去上廁所，吃了幾口飯、喝了點水，任何人在這種狀況下都會累吧！

但是基本上外科醫師都像鋼鐵做的一樣，他們不知道什麼叫做疲倦，而且他們以爲別人也都是鋼鐵做的……。我本來想講幾句話緩和一下氣氛，但是主刀醫師在開刀房裡就像是神一樣，沒有人敢多講什麼。而且我也可以體會外科醫師爲何會有那樣的反應，當時病人正處於無肝期，體液不斷流失，要是每個步驟都延遲一點點時間，病人就越發危險；開刀的節奏一旦被打亂，情緒受到影響，犯錯的機會就會增高，我們失去病人的機率就越大，每個步驟都環環相扣，不能有所閃失……。刷手護士上滿了十二小時的班才離開醫院。她脫手套時發出的聲音，好像在控訴我們她受了委屈。

手術歷時十個小時後結束，我送病人到加護病房，生理監視器顯示病人的生命跡象平穩，外科醫師吆喝我一起到辦公室吃宵夜，我看著這一群把宵夜當晚餐吃的醫師們，覺得器官移植眞是一件不可思議的事。首先要有一個腦死的病人願意捐出器官，然後要有另一群人沒日沒夜的超時工作，只爲了替一個跟自己毫無關係的陌生人續命，這本身不就是一件神奇的事嗎？

我換了衣服準備回家，外科醫師還會留在加護病房一陣子，照顧剛剛下刀的病人。睡沒幾個小時後，明天他們還會像接力賽一樣，做另一個活體腎移植。對我來說已經結束，對他們來說，才只是開始，今夜還正漫長……。

我有一個朋友是放射科醫師，四十八歲、正值壯年，爲什麼會互相熟識，是因爲我們有業務上的往來。

有一陣子，我們共用一間血管攝影室的X光機，他做完治療之後，換我幫病人做治療；我做完治療後，換他幫病人做治療。交接班的時候，在走廊上遇到了，總是會聊上幾句，有時候我看不懂的片子，就叫他幫我判讀，或者是X光定位下，假若注射針沒有辦法擺到滿意的位置，就叫他幫我用電腦斷層定位。疼痛科的病人或多或少都受過他的恩惠，那時候因爲病人實在太多了，我們有一次還因爲誰優先使用血管攝影室，在走廊上大吵一架。

鄉下地方，放射科醫師非常稀少，有一段時間，他甚至是我們醫院唯一能做血管攝影及栓塞的醫師。我們做活肝移植時，是他幫我們算出血管分布的位置，評估怎麼取下

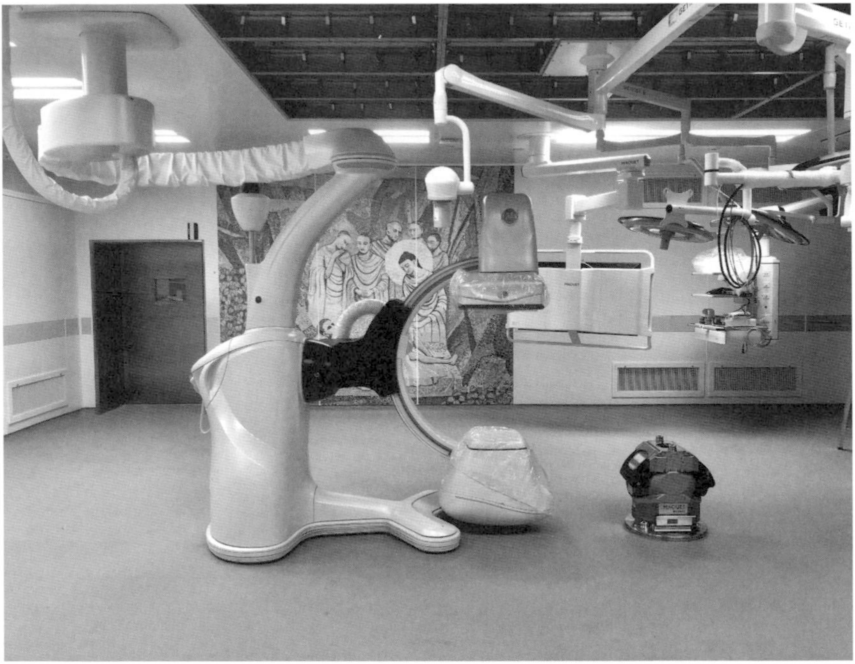

肝臟，大小才會足夠。有時候病人車禍被撞得稀巴爛，腹部大量出血，或者是高血壓主動脈剝離，大半夜只好請他出來幫病人做栓塞止血，或是幫病人放置主動脈血管支架。花東的病人之所以能夠活命，有不少應該是他從鬼門關門口帶回來的。

那一天他治療做到一半，說非常疲倦又一直發燒，大家都以爲他只是輕微的感冒，也不以爲意，只叫他去急診室休息打點滴。沒想到抽了血，發現血液裡有異常的白血球細胞，被診斷出是白血病，也就是俗稱的血癌。

我們都覺得不可置信，很難接受這種事竟然發生在自己同事身上。那天我恰巧在放射科幫病人做麻醉，看到他的時候，他已經不是一身醫師服，而是穿著病人袍，他回來辦公室收拾一些私人物品。我實在不願意看到他生病的樣子，看到朋友生病，只會讓自己軟弱，但是當同事那麼多年，還是過去跟他打個招呼。

他見到我之後，一直嚷嚷著說他要死了，我實在不知道要說什麼話來安慰他，因爲我也以爲他就快要死了。在死亡的面前，除了沉默之外，到底還能說些什麼？

我問他是不是X光照太多了，導致骨髓病變引起血癌？他說可能吧！他的治療太多了，每個月輻射劑量應該都超過標準……。他說他會申請職災，但是醫院不一定會承認。我問他爲什麼，他說因爲他都沒有佩戴計算輻射線劑量的背章，所以醫院應該不會承認。我問他爲什麼不戴背章，他說假如輻射在安全劑量以下，那有戴沒戴都是安全的，沒有差別……假如輻射劑量超標，那戴背章也沒有用，因爲超標之後，原能會就會規定你三個月內不能再接受輻射，也就不能幫病人做治療，你覺得三個月不幫病人做治療，有可能嗎？

當然不可能，三個月不幫病人做治療，那病人怎麼辦？

所以有些事情不要知道比較好，或者是知道了也沒有用。我發現我完全沒有辦法反駁他，因爲我也同意他的看法，我自己在幫病人做治療時，也從來不戴輻射劑量背章，我甚至不知道背章到底在哪裡。我以爲在這個年代，當一名醫師，爲了幫病人續命，有時候必須付出自己的生命作爲代價。

「你做疼痛治療的時候，還是要做好輻射防護，要好好愛惜自己。」他離開時，一再叮嚀我……。我看著他離去的背影，覺得他那一身寬鬆的病人服，實在很不適合他，他應該跟我一樣穿著醫師袍，走路有風，當快步走過醫院長廊的時候，衣角會被風微微吹起。

那明天呢？我們是否還有機會一起爲病人續命？

耶和華見證會，基督教派的某一個分支，大概是所有外科醫師跟麻醉科醫師的夢魘，因爲這個教派有一條教條：不可以輸血。

那一天骨科彭醫師打電話給我，要我幫一位股骨頸斷掉的病人做止痛。我一接到電話就劈哩啪啦開始罵他。我說，股骨頸斷掉最好的止痛方式就是開刀，開完刀一個禮拜骨頭就癒合不痛了，哪有人骨頭斷掉不開刀，要求麻醉醫師做止痛的？不開刀，骨頭可能永遠都不會癒合，止痛是能做多久？

結果他才說病人是耶和華見證會的信徒，血色素只有八左右，他想要幫病人開刀，但是麻醉科醫師不願意幫病人麻醉，不輸血麻醉開刀的風險太高，沒有人想要負擔這種風險。

血色素八剛好是瀕臨病人需要輸血最低的臨界值，假若開刀再多流一點血，病人可能就會因爲血色素太低，不足以運送足夠的氧氣到人體重要的器官，導致器官缺氧壞死。腦部缺氧的話就會中風，甚至變成植物人。心臟缺氧會心肌梗塞，腎臟則會衰竭洗腎，最後病人會因爲多重器官衰竭而死亡。所以外科醫師不願意開刀，麻醉科醫師不願意麻醉，都是合理。

只是髖臼關節是用來承載病人的重量，股骨頸骨折的病人會因爲沒辦法站立，只能長期臥床，長期臥床會導致心肺功能開始減退，最後又可能產生靜脈血栓，最後肺栓塞導致右心衰竭死亡。而這種病人不輸血，就算你幫病人靜脈注射鐵劑、葉酸或是紅血球生成素，紅血球生成需要時間，短期之內血色素也不可能提高，而骨頭斷掉的病人，越早開刀越好，最好在受傷的十二小時內開刀，拖越久，產生併發症的機率也越高，到最後也只是眼睜睜地看著病人死亡。

我曾經看過一個十七歲的孩子腎臟破裂，因爲不輸血而最後死亡。那時候在加護病房日光燈的映照之下，病人大概全身的血液都流乾了，他的皮膚看起來就像雪一樣潔白，假如最後的結果都是死亡，那放手拚進去開一開，會不會還有一線存活的機會？只是在這個醫療糾紛動則興訟賠償數百萬、上千萬的時代，沒有醫師願意冒險失去自己的身家財產。

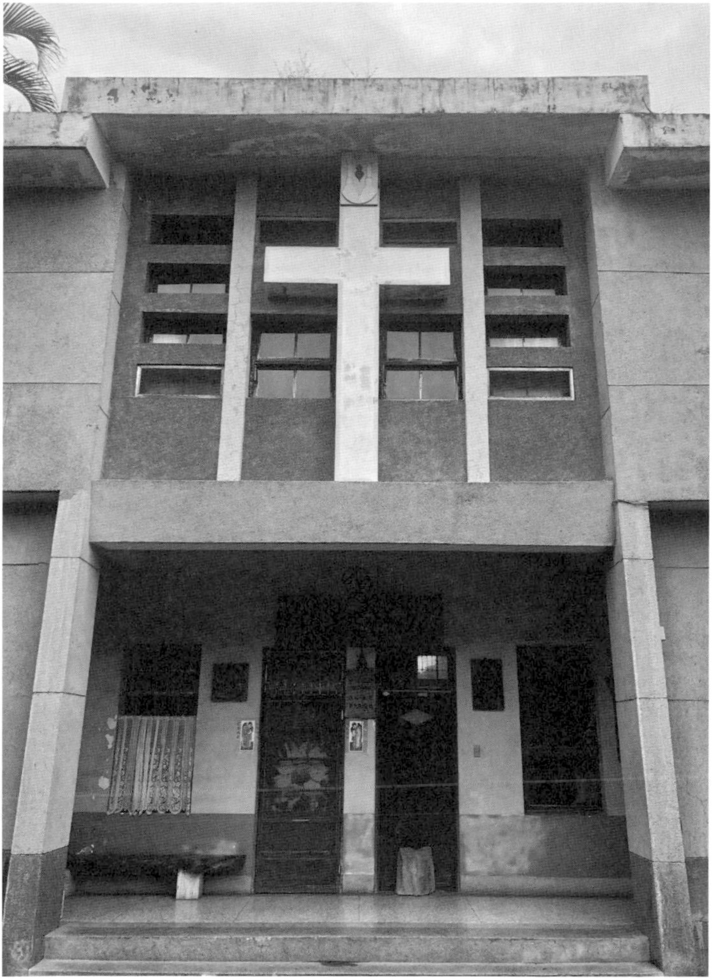

但是在病人病痛的面前，我好像也沒有辦法沒有作爲，眼睜睜地看著病人死去。我跟彭醫師說我剛好値班，値班時間接什麼刀，我可以作主。你把病人送下來開，而病人也眞的很固執，不管威脅利誘，怎麼樣都不肯輸血。我自己沒什麼信仰，但我知道有信仰的病人內心是多麼堅強。他們並不畏懼死亡，死亡只是等待耶和華接引他們而去。

我一邊幫病人麻醉，心裡也會產生諸多懷疑。進行這種高風險手術，醫院頂多付我一千元的薪水，而病人死掉可能會面臨一千萬的賠償，假如你是醫師，你願不願意冒這樣的風險？而醫師有拒絕幫病人治療的權利嗎？假如病人需要我們幫他治療，是不是應該要照著我們的建議走？假如你不願意照建議走，那我可以拒絕幫你治療嗎？因爲萬一你出事了，雖然這是你的選擇，你也已經在手術前聲明了，但是一旦出事，還是會成爲我們心中永遠的陰影，爲何我們要爲了完成你的願望，卻造成我們心中永遠的創傷？

彭醫師說這個病人假如死了，我們兩個就完了。因爲病人已經經過其他醫師判定，屬於高風險手術，不適合做麻醉，萬一死了，接下來的死亡病例檢討會，我們就會被千夫所指，質疑我們爲什麼執意要幫這樣的病人動手術。

我說：「是啊！但是人生總是有一個言語沒辦法說明白，讓人覺得可以値得冒險的理由！」

美人魚的交易

卵巢癌是極度惡性的癌症，是婦產科癌症死亡原因的首位。它不像子宮頸癌一樣有一個有效的篩檢方法，早期又缺乏特異性症狀，所以極難早期診斷、早期治療。加上卵巢是沒有完整包膜包覆的器官，所以卵巢癌極容易轉移到鄰近的器官，發現的時候，大多數已經屬於疾病的晚期，更增加了治療的困難度。

卵巢癌的手術方式叫做 Debulking Surgery，翻成中文是「減積療法」，看字面上的意思就可以知道，其實這不是一個可以把腫瘤完全切除乾淨的手術，只是把腫瘤的體積盡量減少，能切乾淨的盡量切乾淨，切不乾淨的殘存癌細胞，就只能追加化療藥物，以延長病人的壽命。所以卵巢癌五年的存活率極低，基本上被診斷出時，幾乎都跟癌症末期差距不遠了。

病人看起來還蠻年輕的，幾年前開過卵巢癌的手術，這次又因爲下腹痛就診，發現肚子裡已經都是腹水。卵巢癌的病史加上腹水，其實不用檢查，光用猜的，幾乎就可以確定是卵巢癌復發，而且已經到處轉移了。

她開始說起以前的事，身爲治療癌末疼痛的疼痛科醫師，有時候我能做的治療也很少，我也只能聽，只能讓她說，因爲她再說話、以及我再聽她說話的機會也不多了。她說她三十幾歲時，因爲相親認識了她的丈夫，她其實並沒有那麼愛她的丈夫，那時候因爲年紀大了，選擇性少，只是想找個人陪，看看對方經濟也算穩定，所以也就嫁了……。果然婚後相處困難，爭吵不斷，有一次還跑回娘家。

回娘家之後，丈夫還來求她回去，於是他們決定和好，打算生一個孩子，或許有一個共同的目標，一起培育孩子長大，就可以好好經營婚姻。可是那時候她的年紀已經太大了，生不出來，於是她到處求診，打排卵針、做人工生殖，好不容易才有了女兒。

我覺得她實在講太多了，我並不想知道那麼多關於病人私密的事，但是她好像沒有要停止的意思。她說她的女兒還很小，她是不是沒有機會看著女兒長大？沒有機會看著她念大學、畢業、結婚、生子？她問說會得到卵巢癌，是不是因爲那時候爲了生下女兒，打了太多排卵針的關係？我並不是婦產科醫師，也不曉得排卵針到底對人體有什麼影響？排卵針多少應該都含有女性賀爾蒙，女性賀爾蒙是一個神奇的東西，它對心臟血

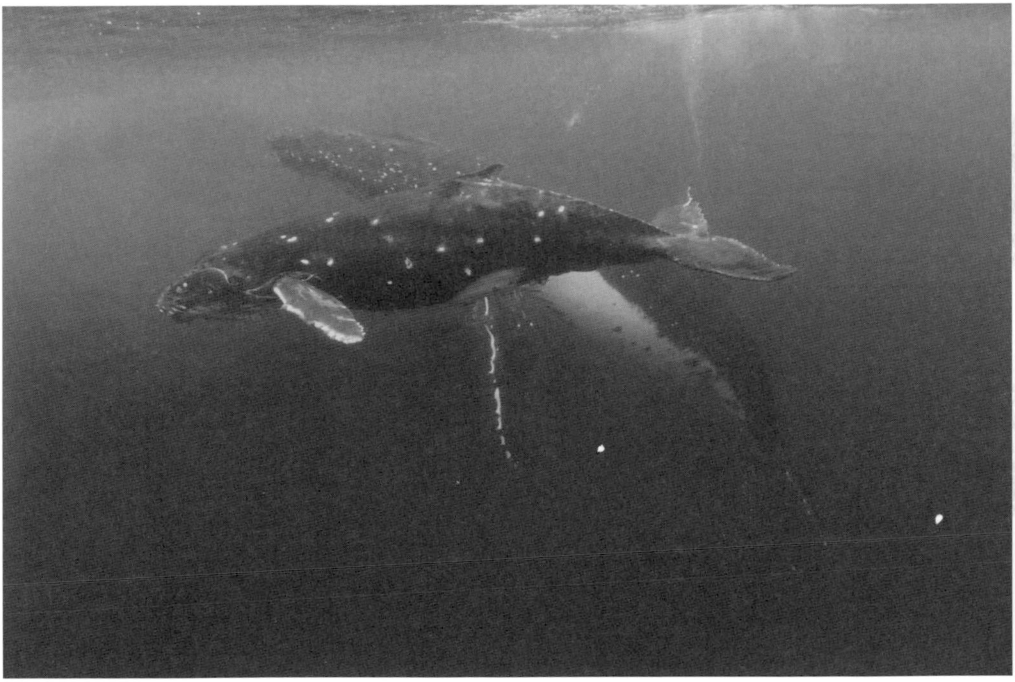

管有保護作用，所以女性比較不會因爲血管狹窄產生心肌梗塞，但是女性賀爾蒙太高，也跟乳癌或是子宮內膜癌多少有些相關。

假如在短時間內狂打排卵針，到底對人體有什麼影響？我光用想像大概就可以理解，這種針既然可以用在人體內，在科學上一定有相關證據，表示在某個劑量內，排卵針對人體是安全的。但是萬一超過了可以容許的範圍，在很短的時間內不斷激化卵巢，促使卵巢細胞不斷分裂，分泌出卵細胞，細胞分裂的次數增加了，產生變異、增生、癌化的機率也會增加，所以假若你說卵巢癌跟之前打的排卵針完全沒有關係，其實打從心底我也是不相信。而關於這些人生的問題，遠遠比醫療的問題難以回答。我要回答她，她女兒的誕生跟她現在的疾病多少有些關係，還是要跟她說，女兒的誕生跟她的疾病沒有關係？不管是相關或是沒有相關，似乎都不是她想要的答案。

於是我想起了童話故事裡的美人魚。童話故事裡，美人魚爲了愛情，用自己的聲音換成了雙腿，但是因爲沒有了聲音，最後也失去了愛情，只能墜入海裡變成了泡沫……。假若以女性平均壽命八十年來計算，這個病人至少少活了三十年。

那你願意用這少活的三十年，換取這個孩子生下來，讓彼此有這幾年相愛，還有陪伴的記憶嗎？

病人二十八歲，工作的時候從高處墜落，受傷的地點就在醫院附近，救護車只花了四分鐘就把病人送到急診室。病人到院時意識仍然清楚，沒想到準備做電腦斷層檢查的當下，突然失去意識，同時心跳停止、沒有血壓。急診科的醫師，馬上呼叫創傷小組支援，並開始進行心肺復甦術。

外科醫師用超音波做初步快速檢查，發現病人的肝臟破裂，整個泡在一灘血裡，可能是低血容性休克導致的心跳停止。一般病人心跳停止後，我們會先急救，等病人心跳血壓恢復之後，才開始評估病人存活的可能性，同時考慮要不要手術。但是像這種失去心跳、血壓的第一時間就開始心肺復甦，而且懷疑內出血的病人，反正病人都已經死了，我們可能就會放手一搏，一邊心臟按摩、一邊手術，希望控制出血點之後，心跳、血壓可以恢復，尤其是病人還這麼年輕，頗有恢復的本錢。

外科醫師果斷地從病人胸骨下方切開到下腹部，這種術式叫做剖腹探查，意思就是出血狀況不明時，直接把肚子打開進去探查止血。為了快速找到出血點，所以傷口越大越好，傷口越大視野就越好，就有機會快速找到出血點，病人就更有機會存活。

只是出血遠遠比想像中嚴重。傷口打開之後，鮮血不斷冒出來，遮蔽手術視野，完全看不到哪裡在出血。外科醫師不得已之下，只有先用紗布塞住加壓止血，同時另外一個外科醫師則用電鋸鋸開胸骨，分離出主動脈後，直接用止血鉗夾住主動脈。

這是一種棄車保帥，避免玉石俱焚的方法。當找不到出血點時，先夾住主動脈，保留腦部的血液循環，放棄下半身的血液循環，下半身的血液循環減少，出血量就會跟著減少，就有機會找到出血點，但是另一方面，因爲下半身的血液循環減少，器官就會處於缺血的狀態，時間一久，小腸缺血性壞死，腎臟、肝臟衰竭，甚至脊椎因爲沒有血液供應，也會壞死，導致半身癱瘓。所以這個時間必須越短越好，基本上是一場跟時間賽跑的比賽。

另外一個問題是「恢復灌流的傷害」。當出血的血管被修復後，必須放開主動脈，恢復組織灌流。但是主動脈被夾住之後，缺血的器官會開始產生酸中毒及有毒的代謝物，這些有毒的代謝物在放開主動脈、恢復組織灌流之後，會突然回到心臟，這瞬間有

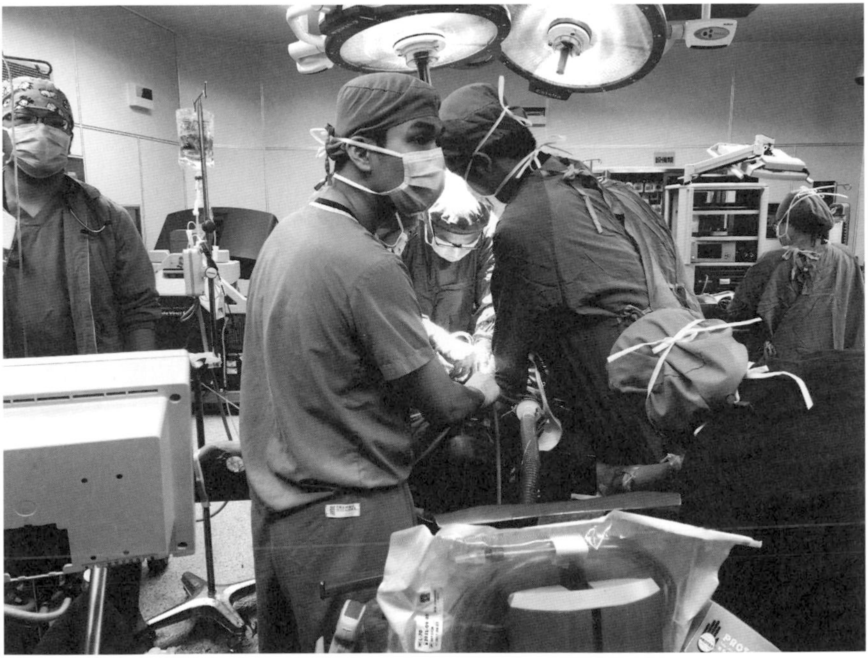

可能會造成心臟負荷太大，無法代償而導致心臟停止。

果然，放開主動脈之後，原本恢復心跳、血壓的病人又再次休克，只見外科醫師透過鋸開的胸骨，手直接握著病人的心臟開始心臟按摩，又費了好一番功夫，病人才又活了過來……。基本上病人已經死去三次了，每一次都被我們帶回來，這種情節只有在電影裡看過，以及在教科書中寫過，沒想到今天竟然可以身歷其境，簡直就是一個神蹟。

病人的血壓、心跳稍微穩定之後，我才注意到病人是一個女孩子。假若她醒過來之後，發現自己從胸口到下腹部整個被鋸開，有一個像拉鍊一樣的傷疤，不曉得該是一個如何令人心疼的場面。

當這一切驚濤駭浪的情節都被穩定之後，學妹突然對我說，她也曾經看過民眾墜樓，當場死亡，街上蓋著一條白布……。她說她甚至懷疑看到類似腦漿的東西。

我打了一個寒顫，直說好可怕。

學妹說：「你每天看病人被開腸剖肚才可怕吧！」

我什麼都沒看到啊！我只看到希望……。

連接兩棟醫院大樓之間，有一條長長的走廊，走廊的側面有一個燈箱，做成一棵大樹的模樣，我們稱之爲生命之樹。樹上每一片葉子都有一個名字，每一個名字代表著一位器官捐贈者。雖然器官捐贈象徵著愛與生命的延續，但是每一片葉子同時也代表著一個生命的逝去。

每次我經過這裡，都會刻意地轉過頭去，盡量快步通過。這密密麻麻的葉子，代表著這十年來我們取走的生命，有一些一定也是經過我的手，看起來眞是令人怵目驚心。

每年的暑假或是寒假，是器官移植的旺季。這個時間特別容易發生意外。年輕學子放假出遊，出車禍、腦部出血，夏季戲水溺斃，冬天保暖不足，心血管疾病發作導致中風，這些病人都會成爲潛在的器官捐贈者。

器官捐贈的第一個條件是腦死判定。腦死的定義是：全大腦的功能，包括腦幹在內發生不可逆轉的傷害。腦部有一個內分泌器官，叫做腦下垂體，分泌生命維持不可缺少的內分泌激素。一旦大腦的細胞死亡，腦下垂體失去功能，體內激素不夠之後，儘管現今醫療科技進步，但是不管採取任何的醫療手段介入，身體的其他器官幾乎都會在數小時之內，不可逆轉地衰竭，所以腦死的病人是不可能救活的。

另一種腦死病人可以器官捐贈，秉持的邏輯是這種病人沒有痛覺。一般痛覺的傳遞是周邊的神經受到刺激，神經受到刺激之後，將神經衝動傳導至脊椎，再沿著脊椎上傳到大腦皮質的痛覺感受區，人因而可以感受到疼痛。但是腦死的病人，大腦的痛覺感受區已經死亡，無法接受神經衝動，所以這種病人沒有痛覺。書本上甚至寫說，腦死病人在取器官的時候，不用開麻醉藥物，因爲他再也不會痛了。

有一陣子，因爲等待器官移植的病人太多，我們國家開放死刑犯可以器捐，他們在被槍決之後，會被火速送到醫院，以供摘取器官，但是這基本上違反了醫學倫理，因爲他們沒有經過腦死判定。沒有經過腦死判定，代表著他們只是腦部受到創傷的病人，這些病人經過搶救是有可能存活的。而且假如他們沒有腦死，就會有痛覺，摘取他們的器官時，必須開立麻醉藥物，這表示我們在一個受到極重度創傷的病人身上活摘器官，這違反了現代醫學的認知跟倫理。

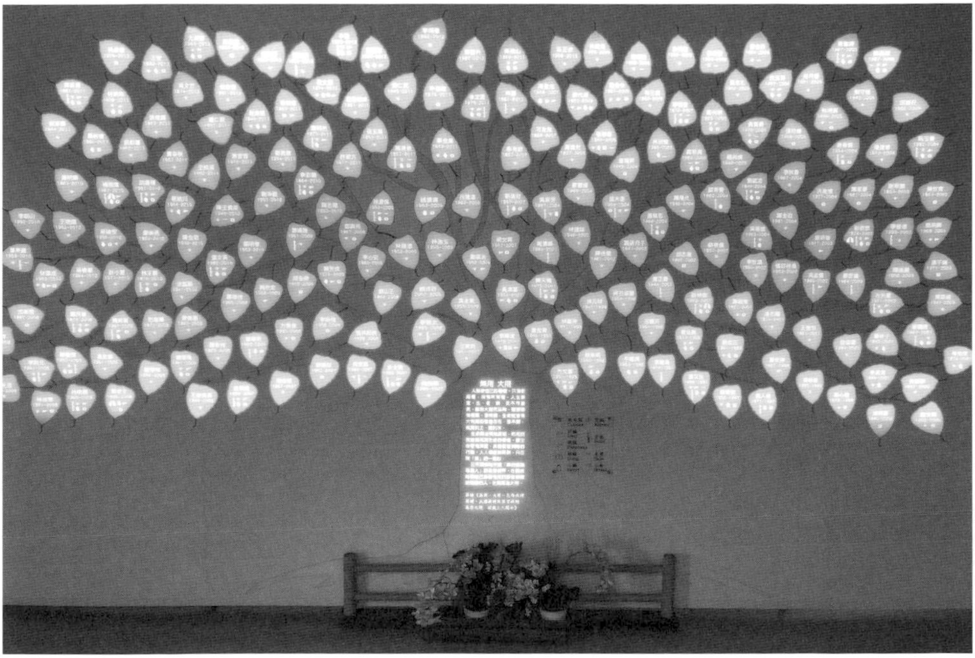

我在協助外科醫師摘取病人的器官時，常常會浮現奇怪的想法，關於人到底有沒有靈魂？假如人有靈魂的話，腦死的病人靈魂已經離開肉身了嗎？假如還沒有的話，摘取器官的時候，肉身雖然不會痛，那靈魂會痛嗎？靈魂假如會痛的話，開麻藥可以止痛嗎？這些問題好像永遠都沒有答案。

取下心臟之前，必須先在主動脈上打一個小洞，從那個小洞灌入冰冷的心臟保護液。之後為了降低心臟細胞的代謝，必須把心臟泡在冰水之中，以前解剖學剛開始發展時，覺得主動脈是人體最重要、最大的血管。假如人有靈魂的話，一定是住在主動脈裡。問題是，從主動脈灌入冰冷的心臟保護液，靈魂不會感到冷嗎？

因為有一些奇奇怪怪的想法，我一直沒有簽署器官捐贈同意書，大概是因為怕痛又怕冷，於是形成取人器官的醫師，竟然沒有簽署器官捐贈同意書的情況，這實在是很弔詭的一件事。

後來覺得這樣實在是愧對逝者，取人器官，應該就是要還給他們一些什麼。那天經過大廳，剛好看到器官勸募的活動。志工妹妹拉著我的手臂，問我簽署器官捐贈卡了沒？大概是志工妹妹的笑容實在無法讓人拒絕，我突然覺得，或許笑容就是讓生命跟愛持續的原動力吧。

後記

你永遠都不孤單

何錦雲

我跟主動脈醫師之所以認識，是因爲我幫他編了第一本書《麻醉科醫師的憂鬱》，記得開始談這本書時，我才剛出院沒多久。

這本書的誕生，必須從他經營的粉絲專頁「麻醉醫師靈魂所在的地方」說起。從這個粉絲專頁開始上第一篇文章，我就沒有漏掉過任何一篇，每天都希望能看到新的文章。

因爲有一陣子等不到文章，掙扎了好久，我決定以一位忠誠粉絲的角色寫信給作者。寫的時候，我並沒有期待作者會回覆，而且，因爲當時文章量不多，我也沒把出版放在可能的選項之中，我只希望能夠再快一點看到新的文章。

沒想到，作者回覆我了。

於是，我表明了我是出版社的編輯，很喜歡他的文章，期待有一天能夠出版成書，但並不一定是要由我出版，畢竟我經手的出版線，還沒有這樣的書。

但這個念頭在我第二次入院時，改變了。

第二次住院時，鄰床是一位重症的女生。一開始，我並不知道她的時間不多了，但每天看到她痛到哭、痛到大叫時，我就會跟她說：「我唸個故事給妳聽好不好？」

當時，我就是唸這個粉絲頁的故事給她聽。

有時，她狀況還好，我就可以唸完一篇；有時，她太痛，我唸到一個段落，就會換成另一個粉絲專頁：「急診女醫師其實：」裡的漫畫給她看，轉移她的注意力。

就這樣經過了一個多星期。

但是，這個粉絲頁的文章眞的上得太慢，我開始擔心不夠唸的時候，她走了。走的當天，她突然精神變得很好，甚至起身坐上輪椅來到我的床邊，說要聽完前一天沒說完的故事。

聽完後，她抱了抱我，回到她的病床後沒幾分鐘，就走了。

當我在她床邊唸經迴向給她時，她是微笑的，笑著離開。

她說過，她喜歡聽這些故事，因爲，故事裡每一個人的痛和苦，她都知道，都經歷著。她不孤單了。

後來我開始收集主動脈醫師的文章，出版了他的第一本書。現在主動脈醫師的第二本書《麻醉醫師靈魂所在的地方：在悲傷與死亡的面前，我們如何說愛？》要出版了，我著實爲他感到高興。他不改悲傷的筆觸，在晦暗中總是散發出一點點微光。

這兩本書裡的每一則故事，是再眞實不過的故事，裡面有病人、家屬和一位醫師的眞情和眞心。

我眞心希望大家都能喜歡這兩本書。

生命講堂
麻醉醫師靈魂所在的地方：在悲傷與死亡的面前，
我們如何說愛？

2019年10月初版　定價：新臺幣320元
2023年6月初版第三刷
有著作權・翻印必究
Printed in Taiwan.
著者　主動脈
攝影　主動脈
叢書主編　林芳瑜
特約編輯　蘇晨瑜
內文排版　李國祥
封面設計　兒日

副總編輯　陳逸華
總編輯　涂豐恩
總經理　陳芝宇
社長　羅國俊
發行人　林載爵

出版者　聯經出版事業股份有限公司
地址　新北市汐止區大同路一段369號1樓
叢書主編電話　(02)86925588轉5318
台北聯經書房　台北市新生南路三段94號
電話　(02)23620308
郵政劃撥帳戶第0100559-3號
郵撥電話　(02)23620308
印刷者　文聯彩色製版印刷有限公司
總經銷　聯合發行股份有限公司
發行所　新北市新店區寶橋路235巷6弄6號2樓
電話　(02)29178022

行政院新聞局出版事業登記證局版臺業字第0130號

本書如有缺頁，破損，倒裝請寄回台北聯經書房更換。　ISBN 978-957-08-5391-9 (平裝)
聯經網址：www.linkingbooks.com.tw
電子信箱：linking@udngroup.com

國家圖書館出版品預行編目資料

麻醉醫師靈魂所在的地方：在悲傷與死亡的面前，
我們如何說愛？/ 主動脈著．初版．新北市．聯經．2019年
10月（民108年）．240面．14.8×21公分（生命講堂）
ISBN 978-957-08-5391-9（平裝）
[2023年6月初版第三刷]

1.醫學　2.文集

410.7　108014839